| 熱 証 | → 新陳代謝亢進 |

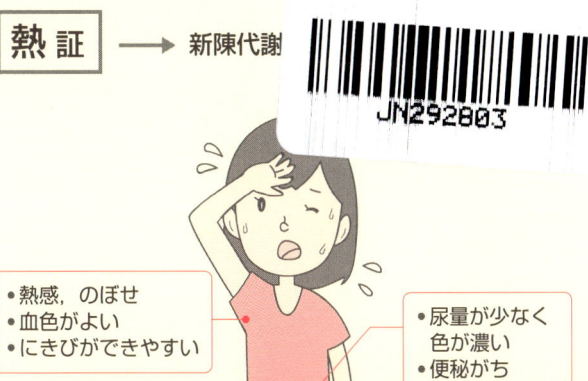

- 熱感, のぼせ
- 血色がよい
- にきびができやすい

- 尿量が少なく色が濃い
- 便秘がち

| 寒 証 | → 新陳代謝低下 |

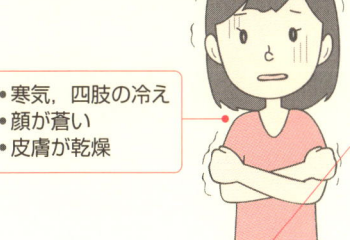

- 寒気, 四肢の冷え
- 顔が蒼い
- 皮膚が乾燥

- 尿量が多く色が薄い
- 体がだるく横になっていたい
- 下痢がち

| 中 等 | → 寒・熱なし |

マトリックスでわかる！

漢方薬
使い分けの極意

著 渡辺賢治

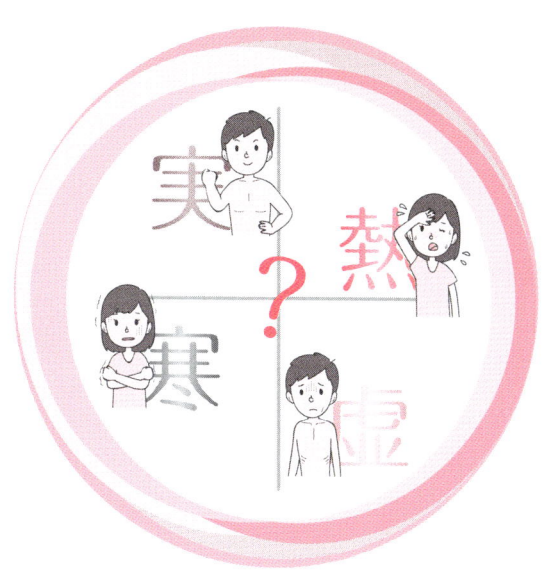

南江堂

Clinical Pearls for Kampo Medicine
© Nankodo Co., Ltd., 2015
Published by Nankodo Co., Ltd., Tokyo, 2013

はじめに

　昨今では9割近くの一般臨床医が漢方薬を日常的に使用しており，特に高齢者や婦人科領域では第一選択薬として漢方薬が処方されることが多い．しかし，これまで漢方薬を学ぶ機会が少なかったためどれを処方したらよいかわからず，結局は適応があるという理由だけで，また一覧表からとりあえず選んでいるという先生方も多いのではないだろうか．確かにこれらは西洋医学と漢方薬を結ぶ手がかりとはなるが，該当する漢方薬が複数あるうえ，漢方医学の一番の肝となる「患者」を診ずして処方するということになる．

　そこで，本書では初めて漢方薬を使う方，自分の専門領域において漢方薬を使っているが，もっと幅を広げたい方を対象として，「漢方薬の使用頻度が高い」または「漢方薬の効果が得られやすい」疾患・症状を取り上げた．疾患・症状によっては漢方薬単独で著効を示すものもあるが，早急かつ確実に治療効果を得るために西洋薬と漢方薬を併用する場合が多い．よって東洋西洋統合の治療ができる力を養うことに主眼をおいて解説した．

　漢方治療はいわば相性診断のようなもので，"患者の証（虚実／寒熱等）"と"漢方薬の特性"が合致する必要がある．本書のⅠ・Ⅱ章では各項目に患者と漢方薬の相性がひと目でわかる「マトリックス」と，漢方薬が患者の訴える症状に作用するかを確認するための「処方一覧表」を配した．マトリックスを用いて大雑把に相性を確認し，漢方薬が作用する方向性を示す処方一覧表を見てファインチューニング（微調整）することで，処方するべき漢方薬を選び出すことができる．

　また，Ⅲ章では漢方医学について最低限知っておきたい知識について解説し，末尾には漢方薬の便覧を付した．臨床の現場でぜひ役立てていただきたい．

　本書を手にした方は漢方ワールドの第一歩を踏み出したこととなる．本書を地図として，奥深い漢方ワールドの世界を一緒に冒険しようではないか．

2013年2月

渡辺　賢治

本書の使い方

① まずは疾患/症状から考えよう

まずは，Ⅰ・Ⅱの「疾患/症状」から該当する項目を開きます
例「Ⅰ-2. 慢性胃炎」

② マトリックスから候補を選ぼう

患者さんの「証(虚実/寒熱)」(見返し参照)から，候補となる薬剤を選びます

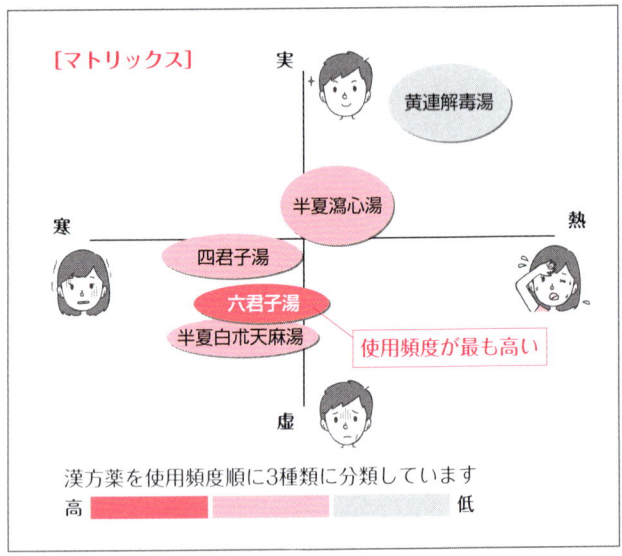

例 患者さんの証が「虚」で「寒」であれば，「四君子湯」「六君子湯」「半夏白朮天麻湯」が候補となります(使用頻度が一番高いのは「六君子湯」です)

③ 処方一覧表を確認しよう

②で候補となった薬剤が患者さんの訴える症状に作用するかを「処方一覧表」で確認します

[処方一覧表]

証	漢方薬	みられる症状				
		食欲不振	胃痛	口内炎	倦怠感	イライラ
虚	六君子湯(43)	●			●	
虚	四君子湯(75)	●	●		●	
虚	半夏白朮天麻湯(37)	●			●	
中間	半夏瀉心湯(14)	●	●	●		
実	黄連解毒湯(15)		●	●		●

各症状に対する漢方薬の効果を示しています
- ●:(症状に対して)著効を示す
- ●:(症状に対して)ある程度効果を示す

例 ②で候補の漢方薬が「四君子湯」「六君子湯」「半夏白朮天麻湯」に絞り込まれました.患者さんが「食欲不振」と「胃痛」を訴えている場合には,両者に効果を示す「四君子湯」を選択することとなります

④ 本文の解説を読んでみよう

さらに細かな適応については本文で解説しています.こちらも参考のうえ,薬剤を選択してください.

※②の「マトリックス」で選んだ薬剤が,③の「処方一覧表」では患者さんの訴える症状に効果を示さない場合もありますが,その時は②のステップで選んだ薬剤を優先して処方します.その他の詳細は本文も参照してください.

目 次

I 漢方薬が第一選択薬となりうる疾患／症状 …… 1

1. 感冒（急性上気道炎） …… 2
2. 慢性胃炎 …… 6
3. 食欲不振 …… 10
4. 下痢，腹痛 …… 14
5. 便 秘 …… 18
6. アレルギー性鼻炎 …… 23
7. 頭 痛 …… 28
8. 腰 痛 …… 33
9. 関節痛，痺れ，神経痛 …… 38
10. 排尿障害 …… 44
11. 不安神経症 …… 49
12. 不 眠 …… 54
13. 更年期障害，月経困難症，月経前症候群 …… 59
14. 浮 腫 …… 64
15. 全身倦怠感 …… 68
16. 冷え症 …… 73

II 西洋薬と漢方薬の併用で相乗効果が得られる疾患／症状 …… 77

1. 高血圧 …… 78
2. 脂質異常症，糖尿病，肥満 …… 82
3. 気管支喘息 …… 87
4. COPD …… 91
5. 緩和ケア …… 96
6. 化学療法・放射線療法の副作用軽減 …… 98
7. 術後の回復 …… 103
8. 慢性肝炎 …… 108

9. 湿疹，アトピー性皮膚炎 113

Ⅲ
漢方医学とは ... 119

1. 漢方医学の本質 120
2. 証の考え方 125
3. 漢方の診察法 130
4. 漢方薬を投与する際のコツ 135

付録
便覧 ... 147

索 引 171

Column

- ◆まずは中を整えるのが漢方の基本 12
- ◆世界四大伝統医学 20
- ◆利尿薬と利水薬 30
- ◆未 病 37
- ◆漢方薬の名前の命名 53
- ◆中医学と日本漢方の違い 58
- ◆東西医学の融合はわが国の文化 90
- ◆漢方のエビデンス 95
- ◆保険診療での漢方 107
- ◆漢方の安全神話が崩れた日 110
- ◆中庸が大事 117
- ◆生体をシステムとしてとらえる 118
- ◆「異病同治」と「同病異治」 124
- ◆腹診は日本独自の診察法 134
- ◆漢方薬の剤形 145
- ◆漢方薬が組み合わせである理由 146

(執筆協力：坂井由美)

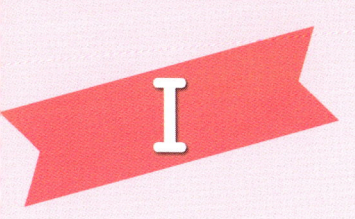

漢方薬が第一選択薬となりうる疾患 / 症状

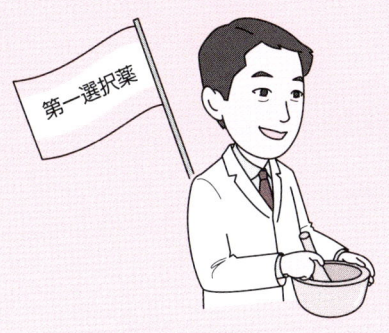

I. 漢方薬が第一選択薬となりうる疾患/症状

1 感冒（急性上気道炎）

西洋薬の問題点
- 発病して2日以上経過し，抗インフルエンザ薬の効果が期待できない
- 胃が弱いのでNSAIDsの服用は避けたい
- 他にも薬剤を併用していて相互作用を起こす可能性がある
- 高齢者や虚弱者，妊婦，授乳婦は薬剤に過敏である

ポイント　どの漢方薬を選ぶか!?
- ◆体力がある人の感冒初期には**葛根湯，麻黄湯**
- ◆虚弱者の感冒初期には**桂枝湯，香蘇散，麻黄附子細辛湯**
- ◆感冒中期の咳や痰には**小柴胡湯，柴胡桂枝湯，麻杏甘石湯**
- ◆寛解期に残る咳や倦怠感には**補中益気湯**
- ◆漢方薬を服用しても症状が治まらない場合は，肺炎，脳炎などの合併症を疑う

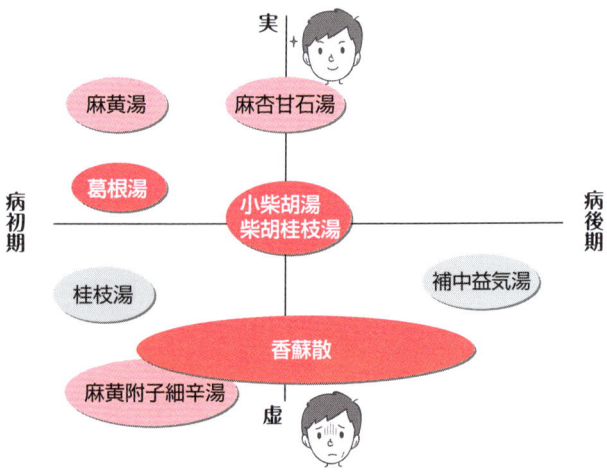

1. 感冒（急性上気道炎）

　感冒は日常的によくみられる疾患であるが，漢方薬をすぐに服用すれば症状の悪化を防いで早期に回復させることができる．漢方治療は，体温を早く上昇させることにより，熱に弱いウイルスを排除するという生体の防御能を利用したものである．したがって，インフルエンザを含む感冒の時は，漢方薬を熱湯に溶かし人肌程度に冷ましてから飲ませることが重要である．また，身体が冷えないよう注意する．

　インフルエンザを含む感冒の漢方治療は，「症状が出てからどのくらい経ったか（引き始めかどうか）」，「汗をかいているか」が重要なポイントとなる．「漢方薬は効かない」という声をよく聞くが，ここを押さえるだけで得られる効果は大きく異なる．

1 発症後（初期）

[A] 汗をかいていない（体力がある）場合

　通常 2～3 日分の処方である．症状が出てから間もない場合（半日以内）は，**葛根湯**，**麻黄湯**を考慮する．マオウを含む**葛根湯**，**麻黄湯**は比較的強い発汗作用をもち，体力があり胃腸が丈夫な患者に適している．症状が強く，関節痛や筋肉痛を伴う場合には**麻黄湯**を用い，それ以外は**葛根湯**を用いる（図1）．**麻黄湯**は通常 2 日間で解熱する．安易に 1 週間程度処方されること

処方一覧表

病期	漢方薬	みられる症状				
		関節痛 筋肉痛	汗	咳	咽頭痛	倦怠感
初期	葛根湯(1)	●			●	
	麻黄湯(27)	● (全身)		●	●	
	桂枝湯(45)		●		●	
	麻黄附子細辛湯(127)			●	●	●
	香蘇散(70)				●	
中期	小柴胡湯(9)			●	●	●
	柴胡桂枝湯(10)			●	●	●
	麻杏甘石湯(55)	●		●		
寛解期	補中益気湯(41)			●		●

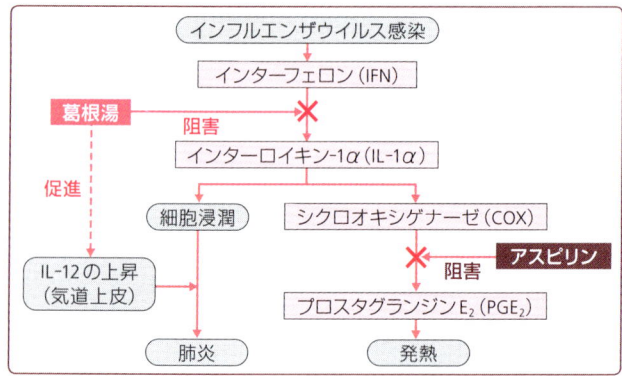

図1 インフルエンザウイルス感染と葛根湯およびアスピリンの薬理作用

(白木公康:医学のあゆみ **202**:414-418, 2002)

もあるが,どんなに長くても3日間までにとどめる.**麻黄湯**はインフルエンザに対する有効性も報告されている.

[B] 汗をかいている(体力がない)など特に注意すべき場合

身体が虚弱な患者ですでに汗をかいている場合は,**桂枝湯**を用いる.高齢者または寒気が長引く患者にはブシを含む**麻黄附子細辛湯**がよい.麻黄附子細辛湯は胃腸が弱いと飲めないことがあるが,その場合は**人参湯**と併用してもよい.普段から精神的な抑うつ傾向,風邪を引きやすい患者には**香蘇散**を選択する.**香蘇散**は感冒のどの時期に用いても効果があり,妊婦や授乳婦にも安心して使用できる.

2 病中期

通常1週間分の処方である.熱が引き,咳や食欲不振・悪心・嘔吐・口苦などの症状が現れた場合は**小柴胡湯**や**麻杏甘石湯**に切り替える.**柴胡桂枝湯**は**小柴胡湯**よりやや虚証の人に用いる.

3 寛解期

通常2週間程度の処方である.感冒症状がとれた後も咳や倦怠感が残る場合には**補中益気湯**を用いる.

1. 感冒（急性上気道炎）

実践！ 患者さんがやってきた

患者 16歳，男性，学生，165 cm，50 kg（痩せ型）

> 今朝起きた時から倦怠感が強く，学校を休んだ．昼から寒気がして，熱が38℃を超えた．関節痛もある．迅速インフルエンザキットでインフルエンザと診断された．以前タミフル服用後に異常行動がみられた．

ざっくり方針 特効薬のタミフルが使えないため，即効性のある漢方薬で対応する．

処方薬を決定する 16歳と若く，やや痩せ型ではあるが普段は健康な男子である．体力がある患者には**葛根湯**か，**麻黄湯**が候補として考えられる．この患者は，インフルエンザ陽性であること，また病状が重いことから**麻黄湯**を第一選択薬とした．

処方箋 麻黄湯(27) 1日3回
＊必ず熱湯に溶かして服用させる

経過 翌日には解熱し食事をとることができるようになった．

達人のつぶやき

☑ 漢方薬は身体を温めるので，冷たい水など身体を冷やすものは避ける．

☑ 解熱剤（アスピリンなど）との併用は熱を上げようとする漢方の働きに反するので好ましくない．

☑ 抗菌薬との併用は腸内細菌が変化し，漢方薬の効果が薄れてしまう可能性があり，明らかな細菌感染を伴う場合以外は避けることが好ましい．

I. 漢方薬が第一選択薬となりうる疾患/症状

2 慢性胃炎

西洋薬の問題点

- 消化器症状の他に現れる倦怠感やのぼせ，冷えなどの症状もカバーする薬剤はない
- 消化管運動改善薬(セロトニン作動薬，コリン作動薬など)では効果が不十分である
- 対症療法ではなく原因療法(体質改善)を求める

ポイント　どの漢方薬を選ぶか!?

- ◆がっちり型で体力があり，のぼせ・イライラ・出血傾向があれば**黄連解毒湯**，胃痛や下痢があれば**半夏瀉心湯**
- ◆痩せ型で虚弱な患者には，食欲増進効果を有する**四君子湯**
- ◆胃腸虚弱でめまい，頭痛があれば**半夏白朮天麻湯**
- ◆胃もたれ，空腹感の欠如など胃の運動が低下している場合には**六君子湯**

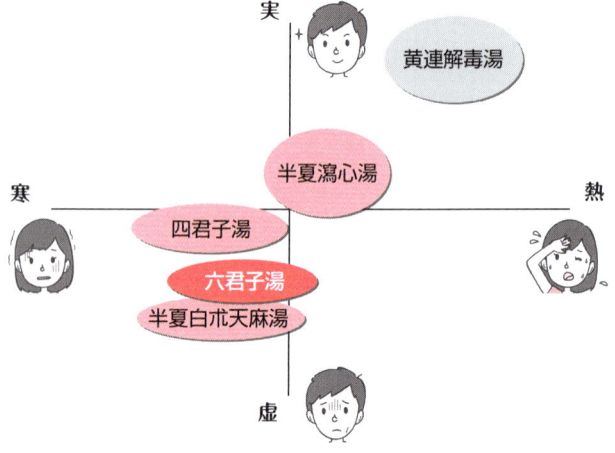

2. 慢性胃炎

慢性胃炎は上部消化管検査・組織学検査で胃粘膜に長期的な炎症が認められる疾患であり，上腹部不快感・膨満感・痛みなどが患者の主訴となる．その原因としては，ピロリ菌感染が主要因であるといわれているが，その他に薬剤性（NSAIDsなど），自己免疫性などが考えられる．患者の症状はさまざまで，食欲不振，悪心，嘔吐，心窩部のつかえや痛み，胸やけ，膨満感などが現れる．必ずしも検査で器質的な異常がみられないのにもかかわらず，これらの不定愁訴がある症候学的胃炎（機能性胃腸症）も多くみられる．機能性胃腸症の原因として，胃の拡張能の障害が考えられる．漢方薬はこのような患者の不定愁訴に対して，幅広く適応できるという点で非常に有用である．漢方薬を選ぶ際には「元来の胃腸の強さ」に着目する．

1 胃腸虚弱

六君子湯では，胃酸分泌促進，消化管運動促進，胃排出促進，胃適応性弛緩改善，胃粘膜血流増加など，多くの薬理作用が実験的にも明らかにされてきている．**六君子湯**は，**四君子湯**にチンピ，ハンゲという生薬を加えたもので，胃の蠕動運動を改善する作用があるので機能性胃腸症によく使用される（**図1**）．胃体部にある圧受容体に作用し，一酸化窒素（NO）を介して胃の拡張を促す．さらに胃の血流量を改善し，グレリンの分泌を促すことで食欲を促進させる．**四君子湯**，**六君子湯**は痩せ型で虚弱な患者には第一選択薬となるが，胃もたれが強く舌苔が白く厚い患者には**六君子湯**を与えるとよい．

処方一覧表

証	漢方薬	みられる症状				
		食欲不振	胃痛	口内炎	倦怠感	イライラ
虚	六君子湯（43）	●			●	
	四君子湯（75）	●				
	半夏白朮天麻湯（37）	●				
中間	半夏瀉心湯（14）	●	●	●		
実	黄連解毒湯（15）		●	●		●

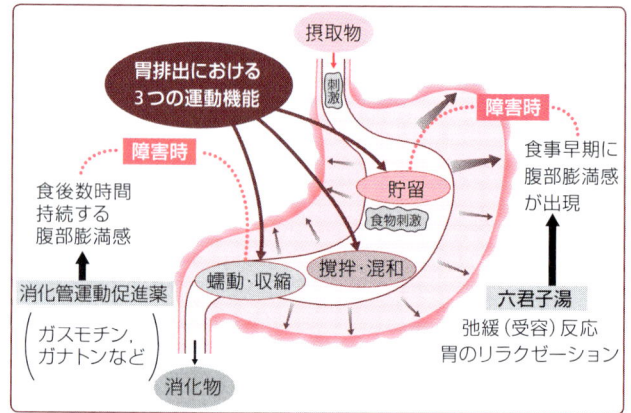

図1 胃排出の仕組みと六君子湯の消化管運動改善作用

　胃腸虚弱でめまい・頭痛を伴うものには**半夏白朮天麻湯**を選択する．もし心窩部のつかえが顕著で，お腹がゴロゴロし，胃痛・悪心・口内炎などがみられるものには**半夏瀉心湯**がよい．

2 がっちり型で体力がある

　黄連解毒湯は代表的な苦味健胃薬である．新陳代謝がよく，がっちりした体型でイライラしがち，普段から飲酒の多いタイプの患者で胃痛があり，時に喀血・吐血などがみられるものには**黄連解毒湯**が適応となる．**半夏瀉心湯**は，体力がある人で，食べ過ぎて胃痛や下痢をきたした場合に使う．

2. 慢性胃炎

実践！患者さんがやってきた

患者 43歳，女性，会社員，159 cm，42 kg（痩せ型）

若い時から胃腸が弱かったが，1年前から仕事が忙しくなり，さらに食欲がなくなった．この半年で3 kg痩せたが特に空腹感はない．胃カメラでも粘膜の異常はなく，胃もたれや食欲不振は機能性胃腸症と診断された．食後の胃もたれにセルベックスを処方してもらったが，効果がない．

ざっくり方針 西洋薬で効果が不十分だったので漢方薬で対応する．

処方薬を決定する 西洋薬を服用しても効果がみられないことから，体質改善も目指して漢方薬に切り替える．昔から症状がみられたように体質的に胃腸が弱いこと，食後の胃もたれ以外に症状はみられないことから**六君子湯**か**四君子湯**が適切だと考えられる．舌に白い苔がついていることから**六君子湯**を選択する．

処方箋 六君子湯（43）　1日3回

経過 2週間後，胃もたれが改善した．さらに1ヵ月後より空腹感を覚えるようになり，3ヵ月で体重が3 kg戻った．

達人のつぶやき

☑ 機能性胃腸症の原因である胃の拡張能不全に対して，胃の運動を促進しようとしても胃はもうそれ以上収縮できない状態にある．その場合，これ以上頑張れない胃をリラックスさせて拡張能を改善するのが**六君子湯**である．一度緩めることで再び収縮することができる．

☑ こうした働きは過活動性膀胱に対する**牛車腎気丸**や便秘に対する**大建中湯**などにも共通する．

☑ 「押してダメなら引いてみる」式の治療は漢方独特である．

I. 漢方薬が第一選択薬となりうる疾患/症状

3 食欲不振

西洋薬の問題点

- 薬剤を服用後，食欲が低下した
- 原因が認められず適切な西洋薬がない
- 冷え，倦怠感などの症状もカバーする薬剤はない

ポイント　どの漢方薬を選ぶか!?

- ◆痩せ型で虚弱な患者には，食欲増進効果を有する**四君子湯，六君子湯**
- ◆冷え症であれば**人参湯**
- ◆全身倦怠感を伴えば**補中益気湯**，夏バテの場合には**清暑益気湯**がよい

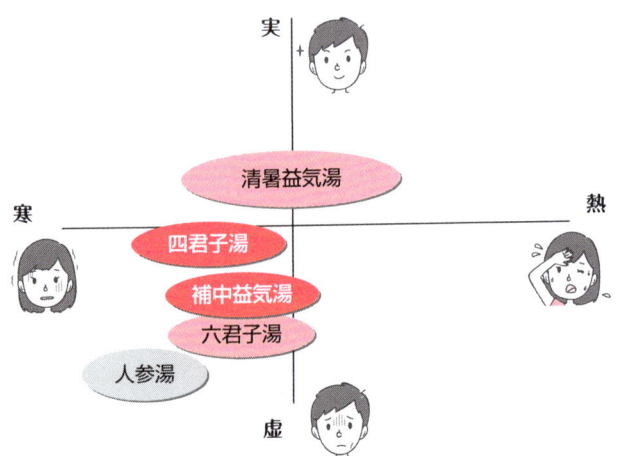

3. 食欲不振

食欲不振は日常的によくみられる症状であり，消化器領域に限らず，小児科・婦人科・精神科疾患や悪性腫瘍の治療の際の随伴症状あるいは副作用としてもしばしば問題となる．また，高齢者の生理機能の低下，身体の冷え，体力の低下，夏バテなど原因が不明なケースも多く，疾病，環境因子，薬物治療の副作用，ストレスなど原因を問わず用いることができる．

1 高齢者，冷え症

高齢でさらに冷え症を伴う場合の食欲不振には，**人参湯**が用いられる．**人参湯**の中には，カンキョウ[ショウキョウ（生姜）を蒸したもの]が含まれるため身体を温める作用が強い．さらにブシ末を加えることでより身体を温める効果が増す．冷えの改善とともに食欲も改善するとの報告がある．

食欲の改善に使う漢方薬には，ショウキョウが入っている場合が多い．しかし，胃がんの術後などでショウキョウが胃に触る場合もあるので注意する．

2 胃腸虚弱

六君子湯は，**四君子湯**をベースにチンピ，ハンゲという生薬が加わったものである．**六君子湯**は，消化管運動の促進，早期飽満感出現の抑制，胃酸分泌促進などの作用により，食欲不振を改善することが知られている．また直接的に食欲を亢進するホルモンのグレリンの分泌も促すことが報告されている．症状

処方一覧表

寒証	漢方薬	みられる症状			
		胃もたれ 腹部膨満感	腹痛 下痢	冷え	倦怠感
寒	人参湯(32)		🔴	🔴	⚫
	六君子湯(43)	🔴			⚫
	四君子湯(75)				⚫
中等	補中益気湯(41)				🔴
	清暑益気湯(136)		⚫		🔴

名に基づいて投与しても，比較的高い効果が得られる（☞「Ⅰ-2. 慢性胃炎」参照）．

3 食欲不振のみ

四君子湯は，**人参湯**をベースに作られており，同じく食欲不振に使用されるが，この製剤は冷えがあまり強くない人に使用する．また，過労や病気などの原因によって体力を消耗し，全身や四肢の倦怠感，味覚異常を訴えるものには**四君子湯**をベースにした**補中益気湯**が適応となる．夏バテの食欲不振には**清暑益気湯**を選択する．

Column

まずは中を整えるのが漢方の基本

元気，やる気，気力など「気」のつく日本語は多い．気は英語でエネルギーとも訳されるくらい生命維持に必要なものとされていた．古くは人間の死を，鼻からの空気の出入りを真綿，もしくは羽毛で判断していたことから，気の出入りが生命の根源と考えたのであろう

漢方における「気」には二種類あり，「先天の気」「後天の気」を指す．先天の気は生まれもった生命エネルギーであり，「腎」に宿るとされる．加齢により先天の気が衰えることを「腎虚」という．対して後天の気は胃腸によって作られる．胃腸の機能が衰えることは生命のエネルギーそのものが衰えることを意味する．患者はいろいろな悩みを一度に抱えていることも少なくない．どこから治療すべきか迷うこともあるが，まずは「中（胃腸）を整える」ことで解決する問題も多々ある．

3. 食欲不振

実践！ 患者さんがやってきた

患　者 78歳，女性，無職，147 cm，36 kg（痩せ型）

> 年齢とともに食欲がなくなってきて痩せてきた．もともと冷え症だったが，最近は特に手足が冷える．少し多めに食べると胃がもたれるので，食事量はかなり少ない．近くの医院でムコスタ，ガスコンを処方してもらっている．西洋薬で以前より胃もたれは改善されたが，食欲がなく体重が減ってきたのが心配である．

ざっくり方針 食欲を促進させる西洋薬はないので漢方薬を処方する．

処方薬を決定する 食欲不振の原因として，高齢，身体の冷えが考えられる．よって，この場合，冷えを解消することで身体全体を温め食欲増進を狙う．現在服用中のムコスタ，ガスコンに加え，**人参湯**も併用する．

処方箋 人参湯(32)＋ブシ末，ムコスタ，ガスコン　1日3回

経　過 2週間後に身体が少し温まってきた．4週間後ぐらいから食欲も出てきて体重も徐々に増加してきた．

達人のつぶやき

☑ 漢方では食事からのエネルギーが不足すると「気虚」の状態となり，さまざまな障害を起こす．健康状態に問題がある患者の場合は，まず胃腸機能を改善することが漢方治療の最も重要な戦略である．食事摂取できるようになったうえで，改善しない症状を見極めて次の一手を考える．

☑ 虚弱体質の小児にみられる食欲不振には，**小建中湯**を長期投与すると食欲が向上し，体質改善を図ることができる場合が多い．

I. 漢方薬が第一選択薬となりうる疾患/症状

4 下痢, 腹痛

西洋薬の問題点
- 根本的治療(虚弱体質, 冷えの改善)をしたい
- 腸運動抑制薬, 収斂薬, 乳酸菌製剤などを投与しても効果不十分である
- 悪心や不安などの症状も改善したい

ポイント どの漢方薬を選ぶか!?
- ◆虚弱体質の患者の下痢, 腹痛には, **小建中湯**などの建中湯類が特に適応となる
- ◆冷えが強い患者には**大建中湯**, 体力低下の著しい患者には**黄耆建中湯**
- ◆過敏性腸症候群には**桂枝加芍薬湯**, 便秘型には**桂枝加芍薬大黄湯**がよい
- ◆冷えが誘因の下痢で腹痛がひどくなければ**真武湯, 人参湯**

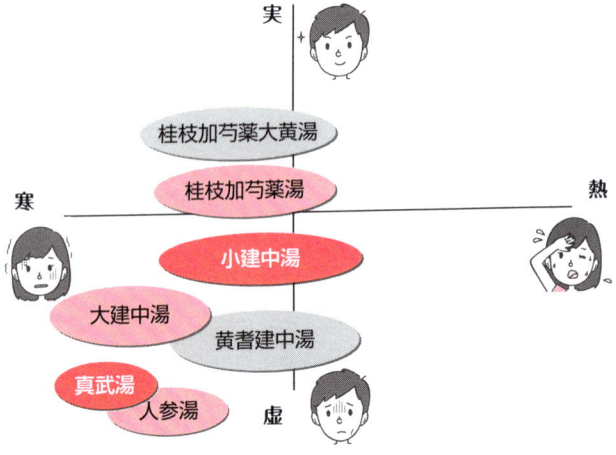

4. 下痢，腹痛

　下痢や腹痛が起きる原因は，体質，精神的なストレス，冷えなどがある．食べ過ぎや冷えにより誘発される下痢は胃腸の働きが悪いことを示す．漢方薬には，消化管運動を改善する各種処方があり，西洋医学的治療で難治性の下痢や腹痛に対しても有効な場合が多い．漢方薬を処方する際は，下痢や腹痛をきたす誘因を見極めることが重要である．

1 冷えが誘因となる場合

　平滑筋の攣縮を抑える作用をもつシャクヤク，カンゾウが配合されている建中湯類が有効な場合が多い．建中湯類を用いる際の共通の腹候としては，一般に腹壁が薄くて腹直筋が腹表に浮いて緊張している（☞ p133．図1「腹直筋攣急」参照）．

　小建中湯は，このような虚弱体質の下痢，腹痛によく用いられる．長期に服用すると体重が増加するとともに体力がついてくる．**小建中湯**の薬理作用はあまり知られていない．**小建中湯**は，桂枝加芍薬湯に麦芽糖を加えたものでお腹を温める作用が強い．虚弱児童の体力増強のためにも使用される．麦芽糖が入っているため小児でも飲みやすい漢方薬であるが，麦芽糖を加えたことで1回量が増えるというデメリットもある．さらにオウギを加えたものが**黄耆建中湯**であり，体力がより少ない人，全身倦怠感が著しく，寝汗がみられるものに使われる．

　より一層お腹の冷えが強い場合には**大建中湯**が使用される

処方一覧表

原因	漢方薬	みられる症状			
		倦怠感	冷え	腹部膨満感	寝汗
冷え	真武湯(30)	●	●		
	人参湯(32)	●	●		
	小建中湯(99)	●	●		
	大建中湯(100)		●	●	
	黄耆建中湯(98)	●	●		●
ストレス	桂枝加芍薬湯(60)			●	
	桂枝加芍薬大黄湯(134)			●	

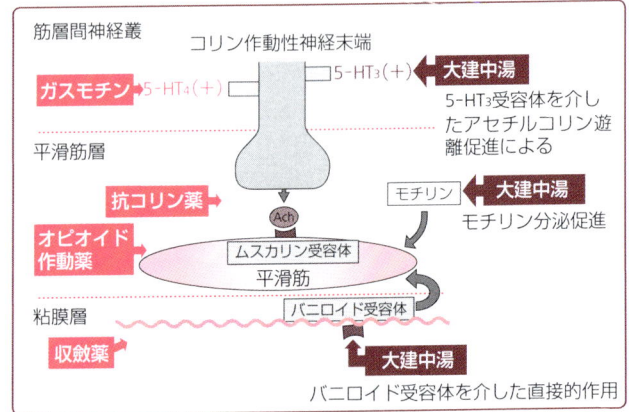

図1 大建中湯の腸管運動亢進作用機序

が，**大建中湯**にはサンショウが入っているため辛くて飲めない人がいる．このような場合には**小建中湯**で代用する．**大建中湯**の腹候は同様に腹壁が薄く軟弱無力であり，腸の蠕動が激しく外からみてとれる．**大建中湯**は，腸管運動の調節作用（運動促進・過剰運動抑制），腸管粘膜の血流増加，抗炎症作用といった優れた局所的作用をもつことが薬理研究で明らかになっており，冷えを伴う下痢や潰瘍性大腸炎の治療によく用いられている（図1）．冷えが誘因の下痢で腹痛がひどくない場合はお腹を温める**真武湯**や**人参湯**を使う．**真武湯**は排便後の腹痛はなく倦怠感が残る下痢に，**人参湯**は冷えて胃痛のある場合に用いる．ブシ末を加えた**附子理中湯**はさらにお腹を温める力が強くなる．

2 ストレスが誘因となる場合

腹痛や下痢が精神的なストレスによりくる場合は，過敏性腸症候群が疑われるが，こうした場合に最も使われるのが**桂枝加芍薬湯**である．便秘下痢交代型および下痢型の過敏性腸症候群には，**桂枝加芍薬湯**が病名投与により第一選択薬として用いられている．もし便秘傾向があれば，さらにダイオウを加味した**桂枝加芍薬大黄湯**を選択するとよい．

4. 下痢, 腹痛

実践！ 患者さんがやってきた

患者 26歳, 男性, 会社員, 170 cm, 56 kg (痩せ型)

もともと神経質で, 小学校時代はよく腹痛で学校に行けなかった. 大学ではビールを飲んだ翌日に下痢になることがしばしばあった. 食べ過ぎたり冷たいものを飲んだ時は腹痛を伴う下痢になる. 下痢の時は病院で処方されたフェロベリンを服用しているがあまり効果がない.

ざっくり方針 西洋薬では効果が不十分であるので, 体質改善も目指して漢方薬に切り替える.

処方薬を決定する 元来, 胃腸虚弱であることから建中湯類を考える. 冷たいものを飲んだ際に症状が現れやすいので, 冷えにも効果を示す**小建中湯**が適切であると考えられる.

処方箋 小建中湯(99)　1日3回

経過 漢方薬を服用するとお腹が温まる感じがする. 1ヵ月を過ぎたあたりから下痢の頻度が減ってきて, 腹痛を伴うことがほとんどなくなった. 半年後には下痢, 腹痛がほとんどなくなった.

達人のつぶやき

- ☑ 漢方治療では下痢も便秘も便通異常として扱う. 冷えて下痢となる場合もあれば, 冬になると便秘が悪化する場合もある. どちらも**小建中湯**, **大建中湯**などが用いられる.
- ☑ **小建中湯**, 黄耆建中湯は「建中湯類」であるが, **大建中湯**は生薬がまったく異なり「**人参湯**」に近い.
- ☑ 漢方薬は温めて飲むとより効果的である.

Ⅰ．漢方薬が第一選択薬となりうる疾患／症状

5 便 秘

西洋薬の問題点

- 麻薬，抗うつ薬，抗不整脈薬などを服用した後に便秘症状が現れた
- 加齢に伴い下剤の服用量が増える一方である
- 下剤の連用により依存性，脱水，低カリウム血症が心配である
- 精神的ストレス，のぼせの症状も改善したい

ポイント　どの漢方薬を選ぶか!?

- ◆体力がある患者には，ダイオウを含む処方（**大黄甘草湯，桃核承気湯，大承気湯**）を用いる
- ◆体力の低下した患者ではダイオウ剤や西洋薬の下剤でひどい下痢になる．腹痛をきたす場合にはダイオウを含まない**大建中湯**や**小建中湯**
- ◆高齢者でコロコロ便の患者には，滋潤作用をもつ方剤（**潤腸湯**や**麻子仁丸**）を用いる

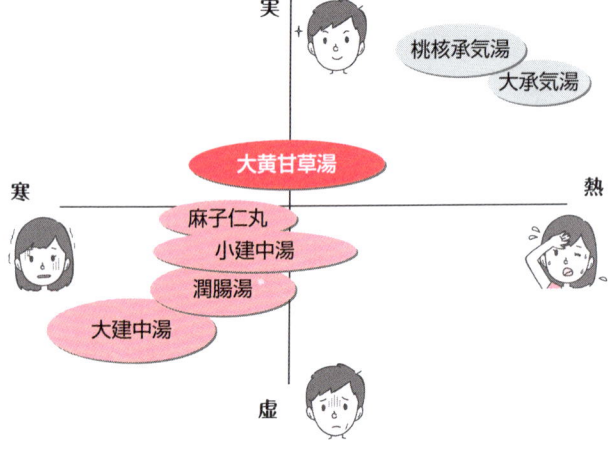

5. 便秘

便秘は日常的にみられる疾患の1つであり，便秘に悩む患者は非常に多いが，その原因や程度はさまざまである．高齢者では生理機能が低下するため，体力が低下し，また腸の蠕動運動も低下する．器質的な便秘は漢方薬の適応とならないが，機能性便秘（弛緩性・痙攣性・直腸性）に対しては漢方薬が有効となるケースが多々あり，病状や患者の体質に合わせた治療を行うことが可能である．便秘に対して漢方薬を使用する場合，ダイオウとボウショウの有無が重要となり，その際，虚実を見極める必要がある．

1 実証（体力あり）

下剤作用をもつ漢方薬には，ダイオウやボウショウを含むものが多い．ダイオウはセンノシドAを，ボウショウは硫酸マグネシウムを含む．ダイオウ，ボウショウが入った漢方薬は多数あるが，体力がある人には**桃核承気湯**を選択する．月経不順，月経困難，月経前のイライラがある女性などに用いるとよい．

大黄甘草湯は，ダイオウにカンゾウを配合した処方で，常習便秘に幅広く使用される．比較的体力があるものの便秘には，より作用が強い**大承気湯**が用いられる．

2 虚証（体力なし）

ダイオウを使用できないもの，痙攣性便秘の患者には，**大建**

処方一覧表

証	漢方薬	みられる症状			
		冷え	のぼせ	月経困難	コロコロ便
実	桃核承気湯(61)		●	●	
	大黄甘草湯(84)		●		
	大承気湯(133)		●		
虚	麻子仁丸(126)				●
	潤腸湯(51)				●
	大建中湯(100)	●			
	小建中湯(99)	●	●		

中湯や**小建中湯**が有効である．これらは，ダイオウやボウショウが入っていないが，腸の蠕動運動を刺激することで便通をよくする．開腹手術後のイレウスの予防によく用いられるが，下痢にも用いられる．

3 高齢者

比較的虚弱なもの，高齢者や病後など体力低下が著しい患者には，**麻子仁丸**や**潤腸湯**などの滋潤作用をもつ下剤を用いる．**潤腸湯**はダイオウを含み，加齢とともに腸が乾燥しコロコロとした便になっている場合に効果を示す．**潤腸湯**は単なる下剤というよりは，腸の粘膜の潤いを増す作用がある．プルゼニドや酸化マグネシウムで便通がコントロールされない場合，または効果不十分な場合，高齢者の便秘に使いやすい．**麻子仁丸**もダイオウを含み便秘に使われるが，腸の粘膜を潤す作用は**潤腸湯**のほうが秀でている．

Column

世界四大伝統医学

伝統医学といった場合，通常中国を起源とする医学，インドを起源とするアーユルベーダ，アラブで伝承されているユナニ，それにチベット医学を指す．これらはいずれもきちんと古典に準拠した医学を行っており，民間に伝承されたものではない．アフリカ，アマゾンなどにはメディシンマンといってシャーマン的な医療を伝承している人たちがいるが，これらは残念ながら古医書に基づくものではないので，よりどころがない．日本でもゲンノショウコやドクダミなど民間に伝承するものが多々あるが，これらは民間薬として漢方と区別されている．日本の漢方医学で重視する古典は後漢（25〜220年）後期に書かれた『傷寒論』『金匱要略』である．しかし主たる理論は江戸時代の医家たちが築き上げたもので，現代まで伝承されている．

5. 便 秘

実践！ 患者さんがやってきた

患 者 84歳，女性，無職，164 cm，60 kg（体格普通）

> これまで便通は順調であったが，この5～6年は便秘気味である．プルゼニドを服用しなければ3～4日は出なく，出たとしてもうさぎの糞のようにコロコロしている．プルゼニドの量を増やさなければ便が出なくなってきた．

ざっくり方針 プルゼニドの量を増やさなければ便が出にくいので，漢方薬に切り替えて様子をみる．

処方薬を決定する 便秘薬を服用している高齢者は多い．プルゼニドや酸化マグネシウムなどの西洋薬を服用していて効果不十分とされる場合には，**潤腸湯**が著効を示すことが報告されている．

処方箋 潤腸湯(51)
   ＊患者の便の状態に合わせて飲む量，タイミングを増減する

経 過 2週間後，便は出にくいものの毎日出るようになった．さらに2週間後，コロコロした便も改善され，少し長い便になった．

Ⅰ. 漢方薬が第一選択薬となりうる疾患/症状

達人のつぶやき

- ☑ 便秘の治療にはダイオウ,ボウショウを使えるかどうかが鍵となる.ダイオウの主成分はセンノシドA,ボウショウの主成分は硫酸マグネシウムであるが,西洋薬として処方されるのと異なり,漢方薬の場合,他の生薬成分も含まれるので西洋薬が無効であっても効果がみられる場合がある.
- ☑ 特に高齢者では腸が乾燥してコロコロ便になるが,潤腸湯,麻子仁丸は有用とされる.
- ☑ 漢方の真髄はダイオウやボウショウといった下剤成分なしに便秘を治すことであろう.通常の下剤で腹痛や下痢をきたし,冬に冷えると便秘になる人には小建中湯や大建中湯でお腹を温めることで便通がつく場合がある.

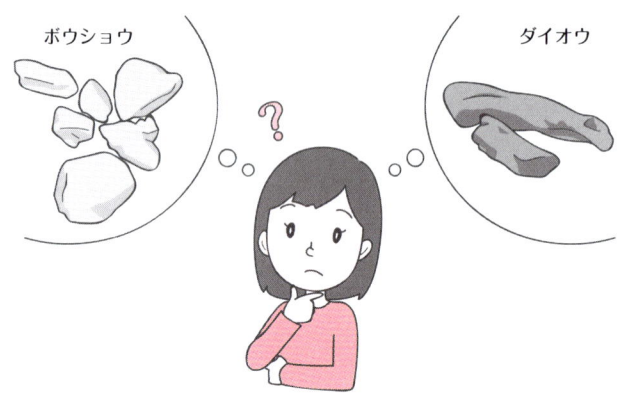

便秘に用いる漢方薬では
ダイオウ・ボウショウの有無がポイント!

I. 漢方薬が第一選択薬となりうる疾患/症状

6 アレルギー性鼻炎

西洋薬の問題点
- 抗アレルギー薬(抗ヒスタミン薬)は即効性であるが眠気などの副作用がみられる
- 各薬剤の鼻炎に対する効果は個人差が大きい
- 対症療法ではなく,原因療法(体質改善)をしたい

ポイント どの漢方薬を選ぶか!?
- 急性鼻炎またはアレルギー性鼻炎で水様性鼻汁がみられれば**小青竜湯**,胃腸が弱ければ**苓甘姜味辛夏仁湯**
- 身体を温めて治すのは**麻黄附子細辛湯**
- 鼻閉タイプには**葛根湯**がよい.効果が弱い場合には**葛根湯加川芎辛夷**

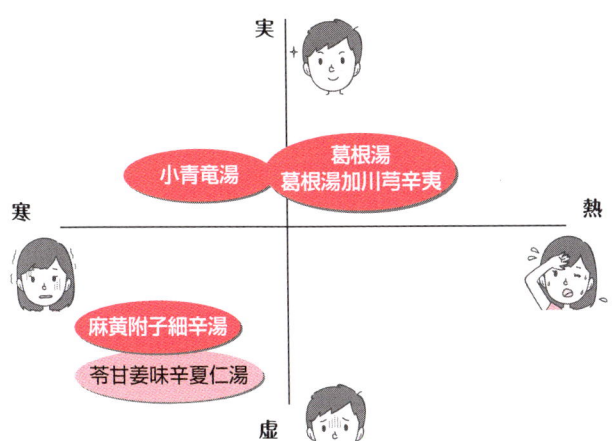

鼻炎は鼻粘膜の炎症により，鼻汁，くしゃみ，膿汁，鼻閉，嗅覚消失などが現れる．原因は通常ウイルスであるが，刺激物が原因となる場合もあり，アレルギー性鼻炎，血管運動性鼻炎なども考えられる．西洋医学的には，抗アレルギー薬や抗ヒスタミン薬，ステロイド，血管収縮薬などが内服・点鼻で用いられる．

アレルギー性鼻炎には，マオウを含むものがよく効いて即効性があるが，特に**小青竜湯**は，肥満細胞に作用してヒスタミンの分泌を抑制することが示されている(**図1**)．小青竜湯は眠気が少ないため急性鼻炎，花粉症の第一選択薬である(☞「Ⅲ-4.漢方薬を投与する際のコツ―④漢方薬の服薬期間」参照)．しかし，マオウを含むため，動悸や食欲不振をきたすことがある．その場合には**麻黄附子細辛湯**を選択する．**麻黄附子細辛湯**はマオウを含むが，**小青竜湯**に比べて副作用が少ない．鼻閉タイプには**葛根湯**を用いる．**葛根湯**は肩こりなどを伴う場合にはよい適応となる．**葛根湯加川芎辛夷**は**葛根湯**にセンキュウ(川芎)とシンイ(辛夷)が加わったものであるが，鼻閉を改善する作用が強くなる．また，マオウを含まない漢方薬としては**苓甘姜味辛夏仁湯**がある．臨床的には，通年性のアレルギー性鼻炎に対する二重盲検試験がある．

処方一覧表

胃	漢方薬	みられる症状			
		水様性の鼻汁	冷え	倦怠感	鼻閉
強	小青竜湯(19)	●	●		●
	葛根湯(1)				●
	葛根湯加川芎辛夷(2)				●
やや弱	麻黄附子細辛湯(127)		●	●	●
弱	苓甘姜味辛夏仁湯(119)	●	●		

6. アレルギー性鼻炎

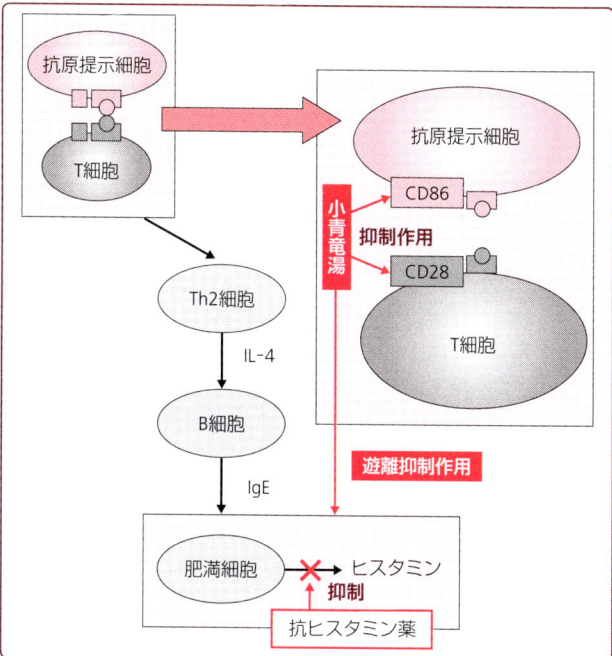

図1 小青竜湯の抗アレルギー作用機序

[Ikeda Y et al：Jpn J Pharmacol **90**（4）：328-336, 2002]

I. 漢方薬が第一選択薬となりうる疾患/症状

実践！ 患者さんがやってきた

患者 35歳，男性，会社員，175 cm，68 kg（体格普通）

> 30歳時，突然花粉症になった．以来，年々，花粉症がひどくなっている．晴れの日にはくしゃみ，鼻汁が止まらない．今年の花粉飛散量が多いと予想されているので受診（1月頃）．西洋薬や市販薬では眠くなるので漢方薬で対応したい．

ざっくり方針 西洋薬，市販薬の副作用を回避するため，漢方薬を処方する．

処方薬を決定する くしゃみ，鼻汁を症状とする花粉症に対する漢方処方であるので，**小青竜湯，麻黄附子細辛湯，苓甘姜味辛夏仁湯**から選択する．本症例は35歳と若く，また健康体であることからマオウによる影響を考慮する必要が少ないので，**小青竜湯**を処方する．服用後，動悸，食欲不振などの副作用がみられたら**麻黄附子細辛湯**に切り替える．それでも動悸などがある場合は**苓甘姜味辛夏仁湯**がよい．

処方箋 小青竜湯(19)　1日3回

経過 その年は飛散量が多かったが，症状は軽微で済んだ．

達人のつぶやき

- ☑ 漢方薬は慢性疾患にしか効かず，即効性はないと思われがちであるが，それは間違いである．低分子成分は服薬後，血中濃度が10分程度で上昇し始め，1時間後にピークを迎える．
- ☑ **小青竜湯**のマオウに含まれるエフェドリンは低分子成分のために吸収が速く，即効性がある．花粉症で症状が始まってからでも十分効果はあるが，他の成分も含まれているため長期に服用していれば症状の予防にもなる．
- ☑ 花粉症に伴う鼻粘膜の肥厚は漢方的には水毒と考えられるため，水を貯めこむと悪化する．アルコール，冷えは悪化要因となる．花粉症の時期は酒類を控え，温かいものを飲み食いするように注意する．

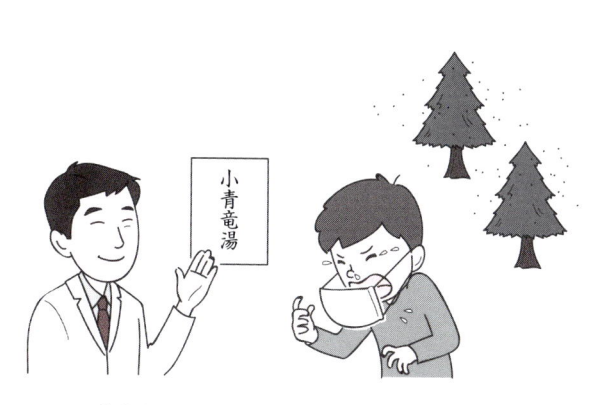

小青竜湯は眠気が少なく，花粉症の第一選択薬！

I. 漢方薬が第一選択薬となりうる疾患/症状

7 頭痛

西洋薬の問題点

- 発作が起きないようにあらかじめ予防したい
- 薬剤によるコントロールが不十分である
- 消化器症状のためトリプタン系薬やエルゴタミン製剤,NSAIDs の服用は避けたい
- 片頭痛の特効薬であるトリプタン系薬は値段が高い

ポイント どの漢方薬を選ぶか!?

- ◆片頭痛には,発作時・間欠期を通じて**五苓散**や**呉茱萸湯**
- ◆緊張型頭痛でめまい,胃腸虚弱,倦怠感があれば**半夏白朮天麻湯**
- ◆朝方の頭痛,めまい,耳鳴を訴える高血圧傾向の患者には**釣藤散**,ストレス性には**四逆散**

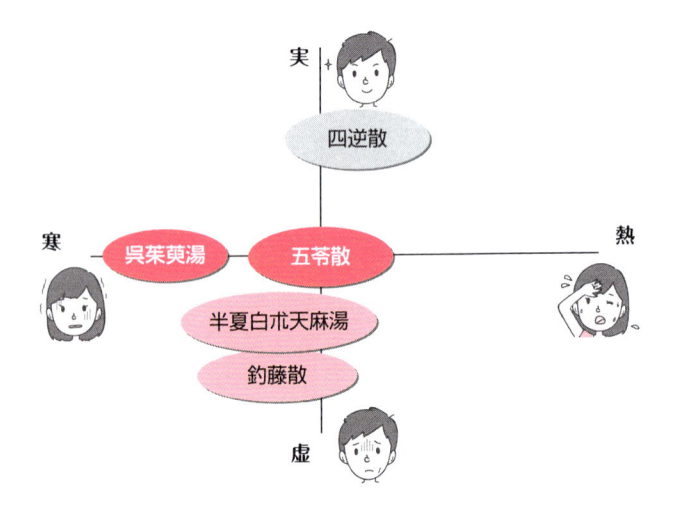

実 — 四逆散
寒 — 呉茱萸湯 / 五苓散 — 熱
半夏白朮天麻湯
釣藤散
虚

7. 頭痛

　頭痛やめまいは，日常臨床で非常に多くの患者が訴える症状である．頭蓋内外の器質的疾患，脳血管障害などから生じるケースがあり，西洋医学的な原因の精密検査が重要である．一方，機能性の頭痛・めまいはさまざまな発症メカニズムによって生じ，原因がはっきりしない場合が多い．片頭痛では三叉神経血管説，メニエール病では内リンパ水腫といった有力説も聞かれるが，なかなか完治に至る治療薬がなく，多くの患者が慢性的な症状に悩んでいるのが実情である．

　筋緊張性頭痛や片頭痛，慢性の頭痛，めまいに対して漢方薬は有効な治療手段の1つになりうる．即効性はないが，長期に服用することで発作の予防と症状軽減が期待できる．頭痛に対して漢方薬を使用する場合は痛みの背景，付随して起こる症状も考慮することが重要である．

1 片頭痛

　片頭痛には**呉茱萸湯**や**五苓散**がよく用いられる．片頭痛のコントロールは，トリプタン系薬の登場により選択の幅が広がったが，消化器症状が強く服用できない場合は漢方薬を考慮してもよい．薬価もトリプタン系薬のほぼ1/20（頓用の場合）である．エビデンスはあまり報告されていないが，**呉茱萸湯**は前徴を伴う拍動性の片頭痛に対して第一選択薬である．特に冷えを伴う場合に効く．また，**五苓散**は浮腫を伴う生理前の頭痛など

処方一覧表

	漢方薬	みられる症状				
		めまい	肩こり	高血圧のぼせ	浮腫	冷え
片頭痛	五苓散（17）	●			●（赤）	
	呉茱萸湯（31）					●
緊張型頭痛	四逆散（35）			●		
	釣藤散（47）	●	●	●		
	半夏白朮天麻湯（37）	●			●	●

によく効く．**五苓散**には特に目立った副作用がなく，また他剤との相互作用も報告されておらず使いやすい．

2 緊張型頭痛

緊張型頭痛には**半夏白朮天麻湯**や**釣藤散**がよく用いられる．高齢者には**釣藤散**がよい．**釣藤散**は高血圧の傾向があってめまい，耳鳴，肩こりを伴い，特に朝方や起床時に頭痛や頭重感を訴えるものに適している．胃腸虚弱に伴う頭痛には**半夏白朮天麻湯**を用いる．その他，ストレス性のものであればサイコ剤を用いるが，**四逆散**は使いやすい薬である．

Column

利尿薬と利水薬

片頭痛に用いる**五苓散**は「利水」薬と呼ばれている．「利尿」薬と呼ばない理由は，西洋医学の利尿薬と作用が異なるからである．利尿薬は尿細管に作用して強制的に尿量を増やすため，脱水になるおそれがあるが，漢方薬の利水作用は脱水状態の時は尿量を減少させ，体内水分保持に働く．すなわち，常に中庸にもっていこうとするのである．このような双方向性の働きは漢方薬にはさまざまな作用でみられる．免疫が過剰に働いている時は抑制し，低下している時は賦活する．こうした二相性の働きも，制御性Ｔ細胞の存在が明らかになり，説明可能となった．

五苓散の利水作用も水チャネルのアクアポリンが標的分子であることがわかり，解明されつつある．

7. 頭痛

実践！ 患者さんがやってきた

患者 42歳，女性，会社員，155 cm，55 kg（体格普通）

> 年に1～2回片頭痛が起きていたが，ここ1年ほど前から仕事が忙しくなり1～2ヵ月に1回起きるぐらい頻度が増えた．発作前はものが歪んで見え，拍動性の発作とともに悪心もある．イミグランを投与され服用したら，胃腸の調子が悪くむかむかする．以前，ゾーミッグを服用したが同様であった．発作時はロキソニンを飲んで対応していたが，だんだん効果が弱くなってきた．疲れや冷えで発作が誘発される．

ざっくり方針 発作時は西洋薬でも効きにくいので，予防も含めて漢方薬での対応を考慮する．

処方薬を決定する 片頭痛治療薬には，トリプタン系薬，エルゴタミン製剤，NSAIDsなどがある．本症例ではすでにトリプタン系薬とNSAIDsが投与されており，前者の場合は副作用の問題が，また後者の場合は効果の不十分さが問題となっている．エルゴタミン製剤は，副作用として高頻度で嘔吐がみられるため適切ではない．そこで，片頭痛に効果を示す漢方薬を考慮する．**呉茱萸湯**と**五苓散**があるが，冷えが頭痛発作の誘因となることが多いので**呉茱萸湯**を選択する．

処方箋 呉茱萸湯(31) 1日3回

経過 徐々に片頭痛の頻度が少なくなってきて，服薬1年後からは発作がほとんど起こらなくなった．

I. 漢方薬が第一選択薬となりうる疾患／症状

> **達人のつぶやき**
> ☑ **五苓散**や**呉茱萸湯**は頭痛をとる目的で処方されるが，その効果は1ヵ月ほどで現れる．しかし，継続して服薬を続けることで頭痛の予防ともなり，漢方薬自体もいらなくなることがある．それには2～3年間かかる．
> ☑ 筋緊張性の頭痛にはストレスが関与していることが多く，サイコ剤の**四逆散**などを選択するが，肩こりがひどい場合などは**桂枝茯苓丸**などを加えることもある．

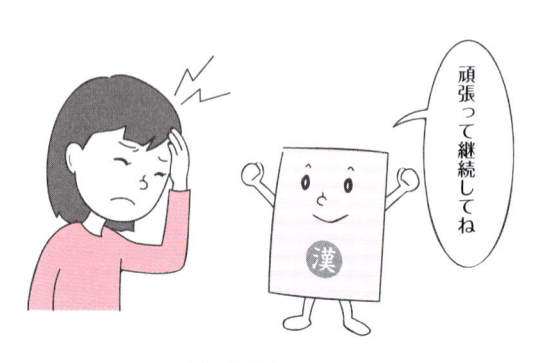

頭痛に用いる漢方薬は
　　継続して服薬を続けることが大事！

Ⅰ. 漢方薬が第一選択薬となりうる疾患／症状

8 腰痛

西洋薬の問題点

- 胃が弱く，胃への負担が少ない薬剤でないと服用できない
- 筋弛緩薬や NSAIDs（内服剤，外用剤）では十分な効果が得られない
- 冷えや排尿障害など加齢に伴う他の症状も改善したい

ポイント どの漢方薬を選ぶか⁉

- 高齢者の腰痛には**八味地黄丸**，効果が弱い場合には**牛車腎気丸**
- 冷え症のひどい人には**当帰四逆加呉茱萸生姜湯**，血行不良を伴う場合には**疎経活血湯**
- 冷えのぼせタイプで，寒冷や湿気が原因で悪化する人には**五積散**
- 筋肉の張りが強い場合には**芍薬甘草湯**

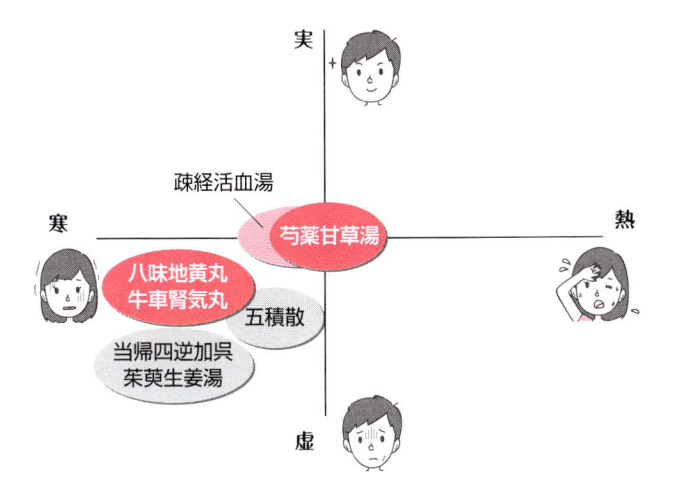

```
                       実
                        ｜
        疎経活血湯      ｜
                   芍薬甘草湯
  寒 ━━━━━━━━━━━━━━━━┼━━━━━━━━━━━━ 熱
        八味地黄丸      ｜
        牛車腎気丸   五積散
      当帰四逆加呉     ｜
      茱萸生姜湯       ｜
                       虚
```

I．漢方薬が第一選択薬となりうる疾患/症状

　腰痛はよくみられる疾患で慢性的な痛みに苦しむ患者も多い．特に高齢者で多くみられ，60歳以上の半数以上は腰痛の治療を受けている．腰痛の原因は多岐にわたり，筋肉や靭帯の損傷，脊柱管狭窄，関節変形，神経圧迫などがあげられるが，特定の原因が見つからないケースも多い．西洋医学的には必要に応じて手術や経皮的電気神経刺激法，神経ブロック療法などが行われる他，対症療法的に鎮痛薬や筋弛緩薬，湿布剤が用いられるが，完治しない患者も多く，漢方薬を併用することは効果的である．特に高齢者では西洋薬にみられるような副作用（胃腸障害や脱力，ふらつき，めまいなど）がなく，冷えの改善，体力増強に働き長期服用可能な漢方薬の使用が推奨される．また，加齢に伴う退行性変化は非可逆性のことが多いので，一生飲み続けても差し支えがない．

1 高齢者

　高齢者の場合，第一選択とされるのは八味地黄丸である．虚弱体質で口渇，下半身の冷え，排尿障害を伴うものに適応となる．鎮痛作用は主にブシの働きによる．同様に，牛車腎気丸も鎮痛作用を示すが，八味地黄丸よりもブシの含有量が多いの

処方一覧表

証		漢方薬	みられる症状			
			冷え	痺れ	手足のほてり	排尿障害
虚		当帰四逆加呉茱萸生姜湯（38）	🔴（手足）			
		五積散（63）	●			
やや虚	寒	八味地黄丸（7）	●（下半身）	●	●	●
中間		牛車腎気丸（107）	●（下半身）	●	●	●
	中等	疎経活血湯（53）		●		
		芍薬甘草湯（68）		●		

34

で，**八味地黄丸**を服用しても効果が弱い場合には**牛車腎気丸**に切り替える．両薬剤は排尿障害にも効果を示す．また，症状によってはさらにブシ末を加えることもある．この場合，1日1.5gから始め，3gぐらいまでの増量を目安とする．**八味地黄丸**，**牛車腎気丸**は，高齢者の諸症状を除くため，腰痛以外にも前立腺肥大や高血圧などにも効果がある．

2 胃腸虚弱

胃腸が弱くて**八味地黄丸**，**牛車腎気丸**を飲めない場合には，**疎経活血湯**を用いる．**疎経活血湯**もジオウは入るが，量が少ないため胃腸への負担も少ない．冷えや飲酒で増悪する痛みに用いる．

3 腰痛に加えて冷え症状もある場合

手足の冷えなどがあり，腰痛と関係があると思われる場合には**当帰四逆加呉茱萸生姜湯**を用いる．しもやけができやすい冷えのぼせで寒冷や湿気によって痛みが悪化するものには**五積散**を選択する．

4 筋肉の張りを伴う腰痛

痛みを和らげる目的で，こむら返りなどによく使用される**芍薬甘草湯**は別名「去杖湯」ともいわれ，腰痛を和げるのに役立つ．脊椎の変形に伴い筋肉の張りが強い場合などは非常によく効く．痛みがよくとれるため患者から要望されることが多く，つい漫然と処方してしまうのだが，カンゾウの量が多く，偽アルドステロン症を起こす可能性がある．定期的に採血して血中のカリウム値をチェックする必要がある．

I. 漢方薬が第一選択薬となりうる疾患/症状

実践！ 患者さんがやってきた

患者 66歳，男性，無職，166 cm，68 kg（やや肥満）

45歳の時にぎっくり腰になった．MRI検査をしたところ，L4，L5間の椎間板ヘルニアと診断された．5年前からしゃがむ時などに腰痛を感じ，半年前から日常生活にも支障をきたすようになった．近医で鎮痛薬を処方されたが効果が持続しないのであまり飲みたくない．「痛みが強ければ手術を」と勧められるが気乗りがしない．

ざっくり方針 手術，西洋薬による治療には拒否反応があるので漢方薬で対応する．

処方薬を決定する 腰痛の第一選択薬は**八味地黄丸**である．本症例では腰痛のみの症状であり，胃腸に問題がみられないことから**八味地黄丸**を選択する．**八味地黄丸**は，高齢者の諸症状に幅広く用いられる漢方薬であり，本症例のように手術をするほどではない腰痛に対してよい適応になる．**八味地黄丸**でも効果が不十分であれば，鎮痛作用が強い**牛車腎気丸**に変更する．

処方箋 八味地黄丸(7)　1日3回

経過 1ヵ月後，日常生活の範囲では腰痛はなくなり，3ヵ月目には腰痛がほとんど気にならなくなった．

達人のつぶやき

- ☑ 腰椎の変形は漢方治療ではどうにもならないが，それに伴う血流障害やむくみを改善することで漢方の効果が現れる．腰椎の変形（側弯など）に伴い，腸腰筋の張りが強い場合などは鍼灸治療が有効な場合もある．
- ☑ 本人に冷えの自覚がなくても入浴すると痛みが軽減する場合は冷えている状態であり，また雨の日に腰痛が悪化する場合は湿度が悪化の要因である．
- ☑ 腰痛が冷えや湿度で悪化する場合には八味地黄丸や牛車腎気丸などのブシ剤のよい適応となる．ただし八味地黄丸，牛車腎気丸ともにジオウが配合されており，胃もたれなどを起こすことがあるので，胃腸が弱い人には不向きである．
- ☑ ぎっくり腰の急性期には，エキス製剤にはないが「調栄活絡湯」が著効することがある．

Column

未病

　漢方ではよく「未病」というが，超高齢化社会を迎えたわが国で「未病を治す」ことがいかに大事かということを痛切に感じる．たとえば背中の痛みで受診する患者の中に，脊椎の変形が強く，左右どちらかの筋肉が張っている方がいる．原因は筋力の低下であり，身体を支えきれなくなると歪み始め，それによって筋肉が張り，さらに骨の変形が進むという悪循環に陥る．こうなる前に筋力を落とさない，もしくは筋力をつける「貯筋」が必要だったのであるが，変形してしまった脊椎を戻すには手術しか方法がない．貝原益軒の『養生訓』には，若い頃から老後を意識して養生をするように書いてあるが，そうした努力をせずに，悪くなったら医者まかせという方が多い．しかしながらその時点ではどうにもならないことが多く，未病のうちにきちんと対処しておくことが必要なのである．

I. 漢方薬が第一選択薬となりうる疾患/症状

9 関節痛，痺れ，神経痛

西洋薬の問題点
- 原因不明で薬剤やサプリメントを服用しても症状が緩和されない
- 痛みが慢性化・遷延化している
- 排尿障害や口渇など加齢に伴う他の症状も改善したい
- 腰椎の変形が強く手術しか方法はないが，手術は嫌だ

ポイント どの漢方薬を選ぶか!?
- ◆冷え症で痛み・痺れがある場合には，ブシを含む**桂枝加朮附湯**，**八味地黄丸**，**牛車腎気丸**
- ◆下半身の痛み・痺れがあり，血行不良を伴う場合には**疎経活血湯**
- ◆膝痛に対しては，局所に熱感がある場合には**越婢加朮湯**，水がたまるようなら**防已黄耆湯**

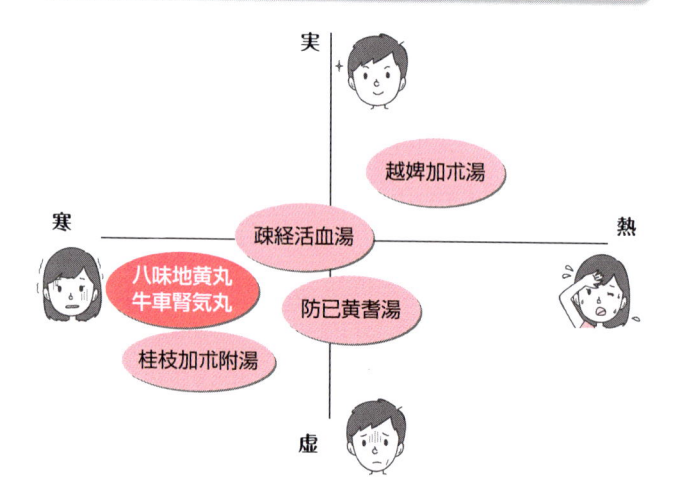

実 +

越婢加朮湯

寒　　　疎経活血湯　　　熱

八味地黄丸
牛車腎気丸

防已黄耆湯

桂枝加朮附湯

虚

9. 関節痛, 痺れ, 神経痛

さまざまな原因による痺れ, 坐骨神経痛, 糖尿病神経障害, 関節痛などの痛みは, 西洋医学的治療による効果が十分に現れないケースも多く, 漢方薬のよい適応となる. 漢方薬は西洋薬にはない抗炎症・血流改善・鎮痛作用をもっており, 有効性を発揮する場面が多い. 広範囲の痛み・痺れに漢方薬は有用であり, 慢性化・遷延化した例にも応用できるが, 初期段階の痺れ・痛みに用いると, 特に有用である.

西洋医学の診断名によらず, 患者の体質から最適な漢方薬を選択する. 入浴により温まると痛みが軽減する場合は, 冷えからくる神経痛と考えられるのでブシを含む漢方薬が有効である.

1 末梢神経障害

桂枝加朮附湯, **八味地黄丸**, **牛車腎気丸**に含まれるブシにはアコニチンが含まれ, 身体を温め冷え症を改善する効果があるうえに, NSAIDsとは異なるκオピオイド受容体および一酸化窒素(NO)を介した機序による鎮痛作用をもつことが知られている. ブシが含まれる漢方薬は, 神経痛の軽減とともに身体を温める作用もある.

[A] 高齢者

虚弱な高齢者の痺れ・神経痛・関節痛には**八味地黄丸**を用いるとよく, さらに排尿障害が顕著であれば**牛車腎気丸**を用い

処方一覧表

胃腸	漢方薬	みられる症状			
		冷え	熱感・口渇	排尿障害	浮腫
強い	八味地黄丸(7)	●(下肢)		●	
	牛車腎気丸(107)	●(下肢)	●	●	
	越婢加朮湯(28)		●	●	●
弱い	疎経活血湯(53)	●			
	防已黄耆湯(20)			●	●
非常に弱い	桂枝加朮附湯(18)	●			

る. **牛車腎気丸**は，糖尿病神経障害に対するヒトにおける研究が行われており，痺れおよび冷感の改善効果が報告されている（図1）. **八味地黄丸**にシャゼンシを加味したものが**牛車腎気丸**であり，両者はともに鎮痛，冷えの改善の他，倦怠感，夜間頻尿，乏尿，目のかすみ，浮腫，口渇などの改善にも有効である. **牛車腎気丸**は，**八味地黄丸**に比べエキス製剤ではブシの量が多く，逆にジオウの量が少ないため末梢神経障害に対する作用は強いものの胃腸障害が少ないというのが特徴である. **八味地黄丸**，**牛車腎気丸**どちらの製剤もジオウを含み，胃腸虚弱では食

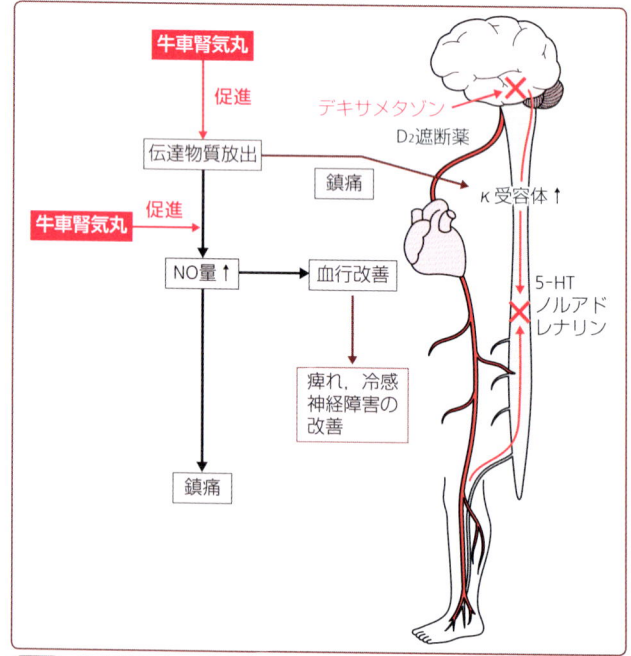

図1 **牛車腎気丸の鎮痛作用機序と糖尿病末梢神経障害に対する治療効果**

(Suzuki Y et al：Jpn J Pharmacol **79**：169-175, 1999；Jpn J Pharmacol **79**：387-391, 1999；Jpn J Pharmacol **78**：87-91, 1998；Methods Find Exp Clin Pharmacol **20**：321-328, 1998 より再構成)

欲不振や胃もたれをきたす可能性がある．

[B] 胃腸虚弱

　胃腸虚弱の患者にジオウを含む漢方薬を投与した場合，胃もたれなどの症状が現れることがあるので，この場合は**桂枝加朮附湯**を用いる．四肢関節の腫脹を伴う痛み・痺れにも効果を示す．

2 慢性化した疼痛

　疎経活血湯はブシを含まないが，血流改善などにより神経痛の治療に用いられる．体力はそれほど低下しておらず，慢性過労などの原因で下半身の痺れ・痛みが現れ，筋肉のひきつりがみられ，血行不良を伴うもの，慢性化した神経痛・関節痛に用いる．

3 膝　痛

　変形性膝関節症などの膝痛に対しても漢方薬が効果的なことが多い．局所の炎症があり，腫脹・熱感のある場合には**越婢加朮湯**がよいが，含有されるマオウが多いため，胃もたれ・食欲不振や動悸などの副作用が現れることがある．**防已黄耆湯**は水が貯まって腫れがあるような膝痛によい．

　胃腸が丈夫であれば**越婢加朮湯**と**防已黄耆湯**を合わせて服用すると膝痛が改善する場合が多い．この場合どちらもカンゾウを含有するので，血中のカリウム値の低下がないかどうかに注意する必要がある．量の加減をして1日3回ではなく2回としてもよい．

I. 漢方薬が第一選択薬となりうる疾患/症状

実践！ 患者さんがやってきた

患者 86歳, 男性, 無職, 170 cm, 66 kg (体格普通)

> 生来健康であったが, 80歳を過ぎた頃から20分ぐらいの歩行で右下肢に痛みがあり, しばらく休むと軽減する. 最近では歩行しない時も両下肢に痺れがある. 近医で脊柱管狭窄症と診断され, 手術を勧められたが高齢のため拒否している.

ざっくり方針 高齢であり安易に手術・西洋薬は投与しにくい. 夜間頻尿, 冷えなどの改善も目指し漢方薬を投与する.

処方薬を決定する 脊柱管狭窄症は, 高齢者によくみられる疾患で, 症状の程度により手術が必要な場合もある. 漢方薬では物理的な狭窄を軽減することはできないが, 血流の改善や局所の浮腫を取り除くことで症状の改善が期待できる. よって末梢神経障害によく使用される**桂枝加朮附湯, 八味地黄丸, 牛車腎気丸**の3製剤から選ぶ. 胃腸への負担を特に注意する必要はないので**八味地黄丸, 牛車腎気丸**が服用可能である. **牛車腎気丸**は**八味地黄丸**をベースにしたものであるが, 神経障害にはよく用いられ, 脊柱管狭窄症に伴う末梢神経障害にも用いられるとの報告がある. **八味地黄丸**の成分がそのまま入るので, 前立腺肥大に伴う夜間頻尿や冷えなど, 高齢者が有する種々の症状の改善に有効である.

処方箋 牛車腎気丸(107) 1日3回

経過 1ヵ月後, 痺れが下肢の上のほうから徐々に改善してきた. 3ヵ月後, 足首から先に痺れが残るものの軽減された. 歩行時の痛みも軽くなった.

達人のつぶやき

☑ 神経痛や痺れに悩む高齢者は多い．薬剤に頼るだけではなく，筋力を保つ，もしくはつける努力は欠かせない．痛みや痺れにはブシがよい．ブシはトリカブトの根で猛毒ではあるが，医療用には加熱処理され減毒したものを用いているので安心して使える．

☑ **桂枝加朮附湯**や**八味地黄丸**，**牛車腎気丸**にはブシが入っているが，さらにブシ末を加えることもある．その際，少量（1日1.5 g）から漸増していき1日3 gくらいまでは安全に使える．もちろん個人差があるので症状を注意深くみながら漸増していく．

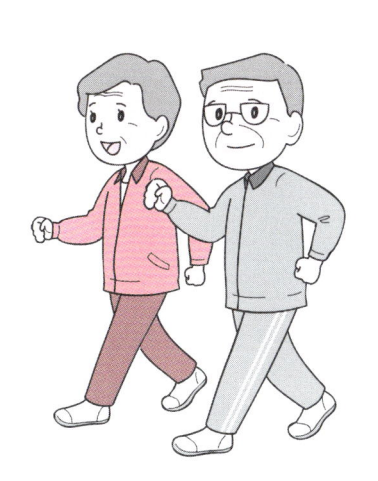

神経痛や痺れには筋力を保つ努力も大切！

Ⅰ. 漢方薬が第一選択薬となりうる疾患/症状

10 排尿障害

西洋薬の問題点

- 排尿障害治療薬では効果が不十分である
- 高齢者で抗コリン薬による口渇, 便秘, 認知機能の低下が心配である
- 明らかな膀胱炎起因菌がないのに頻尿になる
- 加齢に伴う冷えや体力低下など他の症状も改善したい

ポイント どの漢方薬を選ぶか⁉

- ◆高齢者の排尿障害には**八味地黄丸, 牛車腎気丸**
- ◆胃腸が弱く疲れやすい人には**清心蓮子飲**, 冷えが強い場合は**真武湯**
- ◆膀胱炎の急性期には**猪苓湯**
- ◆尿路感染症で無菌性の場合は**五淋散, 竜胆瀉肝湯**

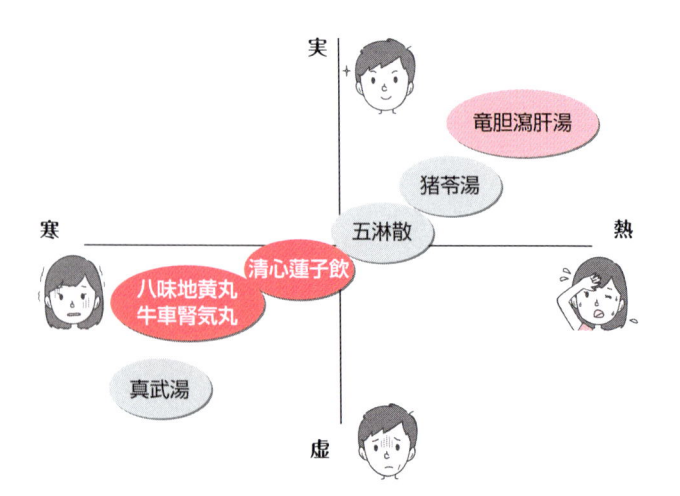

実 / 寒 / 熱 / 虚

- 竜胆瀉肝湯
- 猪苓湯
- 五淋散
- 清心蓮子飲
- 八味地黄丸 牛車腎気丸
- 真武湯

10. 排尿障害

　排尿障害は，排尿に関与する神経系・筋肉の障害あるいは機能異常により生じるものであり，排尿困難，尿意切迫感，尿失禁，尿閉などが含まれる．抗コリン薬，抗菌薬などの治療で完全治癒しないものにも，漢方薬は奏効する場面が多い．泌尿器系の症状であるが，漢方薬を用いる際には必ず原因を踏まえて処方を選択する．長期投与する場合には，胃腸障害などの副作用発生に留意する．

1 加齢，冷え

　一般的に過活動性膀胱には**牛車腎気丸**が用いられることが多い．また，加齢に伴う排尿障害（身体虚弱，口渇，下半身の冷え，腰痛，視力低下，物忘れ，耳鳴，難聴など）には**八味地黄丸**が用いられる．**牛車腎気丸**と**八味地黄丸**の働きは，主にブシによるκオピオイド受容体を介する下行性抑制系を抑えることにより膀胱の収縮回数を減少させる．抗コリン作用の薬剤のように膀胱括約筋に作用して膀胱収縮の力を変えるわけではないので，排尿困難や尿閉の可能性は低い．さらに下肢の浮腫，痺れなどがみられれば**牛車腎気丸**を用いる．いずれも冷えると悪化するケースに適している．必要に応じて長期投与することも可

処方一覧表

原因	漢方薬	みられる症状			
		冷え・痺れ	腰痛	下痢・腹痛	倦怠感
加齢	八味地黄丸(7)	● (下肢)	●		
	牛車腎気丸(107)	● (下肢)	●		
	真武湯(30)	● (四肢)		●	●
精神的要因	清心蓮子飲(111)				●
感染性	猪苓湯(40)		●		
非感染性	五淋散(56)		●		
	竜胆瀉肝湯(76)		●		

45

能である．胃腸が弱くて冷えが強い人には**真武湯**がよい．

2 不安症状もある場合

比較的胃腸が弱く，疲れると発症しやすいもの，精神的要因が影響するものには，補益作用をもつ**清心蓮子飲**を選択する．**清心蓮子飲**にはインスリン抵抗性を軽減して血糖を下げる作用もあるので，インスリンを使用している患者には注意が必要である．

3 膀胱炎の急性期

排尿障害とともに血尿などがあり尿検査で細菌が認められた場合など，典型的な膀胱炎の急性期には抗菌薬とともに使用する．膀胱炎を繰り返し起こす場合には，少しでも徴候があった時にすぐ飲むとよい．

膀胱炎が長引いた場合は，**猪苓湯**に加えて**四物湯**を合わせる．**猪苓湯合四物湯**という処方もあるのでそれを用いてもよい．または**五淋散**に切り替える．

4 非感染性の場合

尿道や膀胱に違和感があるが，無菌性の場合に**五淋散**や**竜胆瀉肝湯**が有効なことがある．どちらも泌尿器系のトラブルに幅広く用いられる漢方薬であるが，**竜胆瀉肝湯**はより実証に用いられる．間質性膀胱炎に**竜胆瀉肝湯**が有効な例もある．また，**竜胆瀉肝湯**は老人性腟炎など婦人科的愁訴に対してもしばしば使われる．

10. 排尿障害

実践！患者さんがやってきた

患　者　67歳，女性，主婦，158 cm，50 kg（体格普通）

約2年前から頻尿に悩んでいる．排尿回数は日中が10回，夜間が2回であるが，外出の時はさらにトイレが近くなる．移動中も途中下車してトイレにいくことが多い．外来受診したが，尿検査では特に異常はなかった．フリバスを処方されたがあまり効果がない．

ざっくり方針　西洋薬でも効果が十分にはみられなかったので漢方薬に切り替える．

処方薬を決定する　フリバスは$α_1$遮断作用により過活動性膀胱や夜間頻尿に効果を示すが，本症例では効果がみられなかったので，異なる作用機序を検討する．西洋薬では$5α$還元酵素阻害薬や抗コリン薬なども考えられるが，加齢に伴う症状であることより漢方薬を考慮する．外出時に症状が現れやすいことから精神的要素も原因の1つと考えられるため，**清心蓮子飲**を処方し様子をみる．

処方箋　清心蓮子飲(111)　1日3回

経　過　1ヵ月後，夜間の尿の回数が0〜1回になった．3ヵ月後，日中の排尿回数が減り1回の尿量が増えた．その後，徐々に電車にも安心して乗れるようになり，日中の尿回数も5〜6回程度と安定した．

Ⅰ. 漢方薬が第一選択薬となりうる疾患 / 症状

達人のつぶやき

☑ 冷えがベースにある場合には身体を温めることで頻尿が改善することが多い．女性は冷えを自覚していることが多いが，男性はいつまでも自分が若いつもりで冷えを自覚していないことが多い．身体を温めることで頻尿を改善できるかどうかをみてもらうことも重要である．

☑ 過活動性膀胱で膀胱が頻回に収縮しているような状態に，抗コリン薬が用いられることが多いが，口渇・便秘などの副作用もある．ブシを含む**牛車腎気丸**や**八味地黄丸**は神経系に働きかけることで尿意や切迫感を改善する．

☑ **清心蓮子飲**は字のごとく，心にも働きかける薬であるが，含有生薬のニンジン，オウギにより基礎体力をつけてくれ，重宝される漢方薬である．

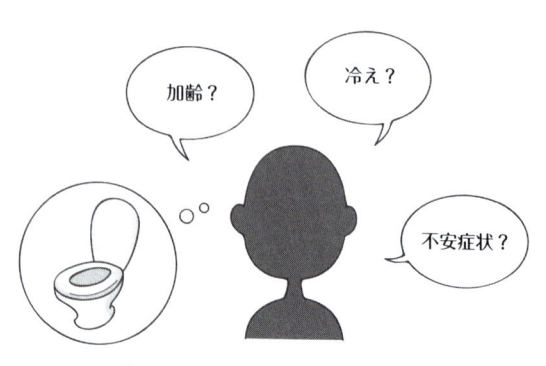

加齢？　冷え？　不安症状？

原因を踏まえて処方を選択しよう！

I. 漢方薬が第一選択薬となりうる疾患/症状

11 不安神経症

西洋薬の問題点
- 抗不安薬，抗うつ薬では効果が不十分である
- 抗不安薬，抗うつ薬の耐性や依存性が心配である
- 高齢者では持ち越し効果が出やすい

ポイント　どの漢方薬を選ぶか!?

◆ 体力があるタイプの不安障害の患者には**柴胡加竜骨牡蛎湯**，月経前後のイライラには**桃核承気湯**

◆ 虚弱でイライラ・不眠・動悸を伴う場合には**抑肝散**，**帰脾湯（加味帰脾湯）**，**加味逍遙散**

◆ 虚弱で冷え症，倦怠感・動悸を伴う場合には**桂枝加竜骨牡蛎湯**

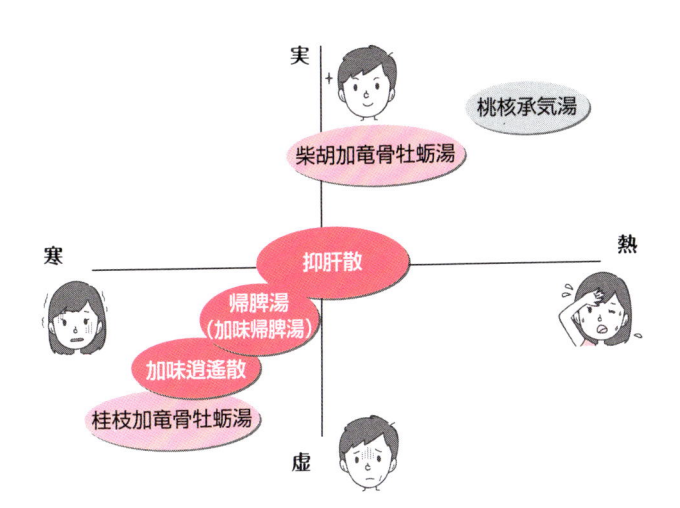

```
              実
              ↑
              |        桃核承気湯
              |
         柴胡加竜骨牡蛎湯
              |
寒 ──────── 抑肝散 ──────── 熱
         帰脾湯
        （加味帰脾湯）
         加味逍遙散
       桂枝加竜骨牡蛎湯
              |
              ↓
              虚
```

I. 漢方薬が第一選択薬となりうる疾患／症状

　不安障害は不安を主症状とする精神疾患であり，全般性不安障害，ストレス障害，パニック障害，強迫性障害，恐怖性障害などがある．発症の原因には心身両面の要素の関与が考えられ，また環境ストレス因子に対する反応として現れるものもある．軽症から重症まで病状は幅広く，抗不安薬，抗うつ薬，抗精神病薬などによる適切な薬物療法および精神療法が基本となる．漢方薬は軽症の患者の治療，あるいは西洋医学的薬物治療を補完するものとして用いられている．また西洋医学的には難しい心身両面に対して効果を示す．漢方薬には，薬理試験で抗不安作用が明らかにされており，さらに症例集積研究において有効性が報告されているものもある．不安障害に対して漢方薬を処方する場合は患者の体質，付随症状を踏まえる．

1 実証（体力あり）

　比較的体力があり働けるが，過重労働で神経過敏になっている場合には柴胡加竜骨牡蛎湯がよい．物音に過敏に反応し，小さい物音でも目が覚めてしまう場合や普段気にしないような小さなことにイライラしてしまう場合などに効果を示す．柴胡加

処方一覧表

証	漢方薬	みられる症状				
		悪夢	神経過敏	認知症（周辺症状）	便秘	婦人科領域
虚	抑肝散（54）			●		
	帰脾湯（65）（加味帰脾湯（137））			●		
	桂枝加竜骨牡蛎湯（26）	●	●			（更年期障害）
	加味逍遙散（24）					（更年期障害）
実	桃核承気湯（61）				●	●（月経前症候群）
	柴胡加竜骨牡蛎湯（12）		●		●	

竜骨牡蛎湯にはダイオウが入るエキス製剤と入らないエキス製剤がある．便秘を伴う場合にはダイオウ入りの製剤を，便秘がない場合にはダイオウのない製剤を用いて使い分けるとよい．

2 虚証（体力なし）

抑肝散は不安やイライラをとる漢方薬である．即効性もあるが，持続的に服薬することで不安感が徐々に消失していくことが知られている．**抑肝散**は認知症の周辺症状としての怒りや徘徊を抑制するために幅広く医療現場で用いられている．本来は夜泣きなどの子どもに対して作られた漢方薬で，子母同服といって母親と子どもに同時に**抑肝散**を飲ませるように指示がある．

ある条件になると突然強い不安感に襲われたり動悸を自覚するパニック障害にも**抑肝散**がよく使われる．1日2回服用していて，予期不安の徴候がみられた時に追加して不安を止めることができる．ただし過量に飲みすぎるとカンゾウの量が増えて偽アルドステロン症のおそれが出てくるので，血中カリウム値を定期的にチェックする．

体力がなく，疲労困憊しているが熟睡できない，悪夢を多くみるので寝た気がしないという人には**桂枝加竜骨牡蛎湯**がよい．高齢で物忘れを伴う不安神経症には**帰脾湯（加味帰脾湯）**が効く．

3 婦人科領域の不安神経症

婦人科領域でも性ホルモンの変動に伴う情動の変化がみられることがあり，漢方が使われる．不安神経症が現れる代表的なものが更年期障害と月経前症候群である．どちらに対してもよく用いられるのが**加味逍遙散**である．イライラして攻撃的になる場合も，逆に落ち込んでしまう場合も幅広く用いることができる．更年期障害でイライラが強い場合には**柴胡加竜骨牡蛎湯**も使われる．**桃核承気湯**は月経前症候群でイライラが強く攻撃的になってしまうような人で，月経前に便秘になるような場合に選択する漢方薬である．

Ⅰ．漢方薬が第一選択薬となりうる疾患／症状

実践！　患者さんがやってきた

患者 47歳，男性，テレビディレクター，168 cm，60 kg（体格普通）

> 5年前に自分が制作した番組で多くの批判の投書をもらった．以来，人混みに出るのが不安である．電車などに乗っても突然動悸が起こるために途中下車するなど，長時間電車に乗ることができない．外来受診し，デパスを1日4回服用し，さらに不安を感じる時はメイラックスを服用するが，不安症状は軽減するも消失しない．

ざっくり方針 西洋薬では効果が不十分だが，これ以上薬剤数を増やしたくない．

処方薬を決定する パニック障害の症例であり，人混みに恐怖を感じパニックになってしまう．パニック障害の治療には，成功体験が何よりも重要である．成功体験を積んでいって，徐々に活動範囲を広げていくことが重要である．

漢方薬には，**抑肝散**をはじめ**柴胡加竜骨牡蛎湯**，**桂枝加竜骨牡蛎湯**など複数あるが，即効性もあり，持続的に服薬することで不安感が徐々に消失していくことが知られている**抑肝散**でよいと思われる．

処方箋 抑肝散(54)　1日3回，デパス　1日4回，
　　　　メイラックス　不安時

経過 不安感が徐々にとれてきて，電車にも乗れるようになった．2ヵ月後，デパスは中止し，不安時のメイラックスのみとなった．6ヵ月後，メイラックスをほとんど飲まなくてよくなった．

達人のつぶやき

- ☑ ストレスの多い現代社会で神経を病む人は非常に多い．特に交感神経が亢進していて副交感神経が抑制されている自律神経障害の患者が非常に多いが，交感神経の過緊張状態が長期に続くとうつになるので要注意である．
- ☑ こうした場合に使うのが実証(体力のある人)には**柴胡加竜骨牡蛎湯**，虚証(体力のない人)には**桂枝加竜骨牡蛎湯**である．どちらもリュウコツ(大動物の化石)とボレイ(カキの殻)が含まれるが，単純なカルシウムの鎮静作用ではないことが知られている．パニック障害や燃え尽き症候群などでも多用されている．

Column

漢方薬の名前の命名

東アジアの伝統医学の特徴は生薬の組み合わせである．これに名前を付けたところに古代中国の偉大な智恵がある．ドイツにおいても修道院を中心にハーブはよく用いられていた．おそらくは生薬同士の組み合わせをしたのではないかと思うが，その組み合わせのレシピが残っていない．漢方においては「葛根湯」というと1800年前の『傷寒論』に記載されているとおりの配合比(実際には度量衡が今と違うため完全に同じではない)でいまだに使っている．生薬の組み合わせに「葛根湯」という名前を付けることで，そこに１つのアイデンティティーが生まれるのである．漢方薬の一番古い記述は前漢時代の墳墓・馬王堆から出土した帛書(はくしょ)(絹に記載された書)である．紀元前２世紀の豪族の暮らしを著したものとされているが，ここにはすでに生薬同士の組み合わせが記載されている．

Ⅰ. 漢方薬が第一選択薬となりうる疾患 / 症状

12 不 眠

西洋薬の問題点
- 中途覚醒するなど睡眠薬ではコントロールが十分できない
- 患者(介護者)がうまく薬剤の調整ができない
- 睡眠薬の依存性が心配である
- 高齢者では持ち越し効果が出やすい

ポイント どの漢方薬を選ぶか!?
- 体力があって，神経興奮・のぼせタイプの人には**黄連解毒湯**
- 体力中等度で，イライラ・神経過敏傾向のみられる人には**抑肝散**
- 体力が低下した人には**酸棗仁湯，帰脾湯(加味帰脾湯)，加味逍遙散**などから体質により選択する

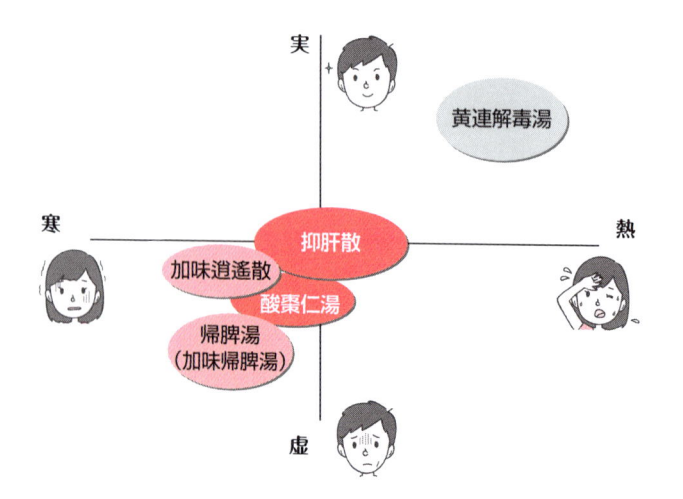

実 / 寒 / 熱 / 虚

- 黄連解毒湯
- 抑肝散
- 加味逍遙散
- 酸棗仁湯
- 帰脾湯(加味帰脾湯)

12. 不 眠

　規則的な生活リズムと睡眠は健康の基本であるが，約半数近くの人に睡眠に関する問題があるともいわれる．入眠あるいは睡眠維持が困難であるか，あるいは目覚めてもすっきりしない感覚を伴う不眠症は非常に多くみられる．疲れているにもかかわらず目が冴えてしまうのは，交感神経の過緊張状態と考えられる．

　一般的には作用時間の異なるさまざまな経口催眠薬が用いられているが，長期投与による依存性・耐性の問題や，高齢者での多剤併用による胃腸障害などがあり，睡眠導入薬やトランキライザーは併用した状態で，徐々に漢方薬に置き換えていくことが望ましい．漢方薬は，西洋薬のような長期投与による依存性・耐性が生じる心配がない．即効性には優れていないが，高齢者にも副作用の懸念なく投与できる．

　漢方薬を用いる際には，不眠以外の患者の各種身体症状・体質をも十分に考慮して，処方を選ぶことが大切である．

1 実証（体力あり）

　赤ら顔，のぼせ・ほてりがあり，興奮してのぼせてしまうような場合の入眠困難な人には，**黄連解毒湯**を用いる．高血圧を伴う場合などが典型例である．

処方一覧表

証	漢方薬	みられる症状			
		のぼせ	不安	神経過敏	貧血
実	黄連解毒湯（15）	●	●		
中間	抑肝散（54）			●	
虚	酸棗仁湯（103）			●	
	帰脾湯（65） （加味帰脾湯（137））		●		●
	加味逍遙散（24）		●	●	

55

2 体力が中等度

イライラしていろいろなことを思い出してしまい寝つきの悪い人，あるいは小児の夜泣きには，**抑肝散**を用いる．

3 虚証（体力なし）

中高年の不眠では**酸棗仁湯**が一般的にはよく用いられる．心身ともに疲労し，疲れているのに神経過敏になって眠れない場合に効果を示す．**酸棗仁湯**は病名投与で用いられる機会も多く，症例集積研究での有効性も報告されている．西洋薬とは異なる作用機序・特徴を有する点から，不眠への漢方薬の応用価値は高い．虚弱で疲れやすく貧血傾向があり，不安感が強ければ，**帰脾湯**（熱症状を伴えば**加味帰脾湯**）．冷え症があり，不安・不眠を訴える時は，**加味逍遙散**を用いるとよい．

4 服薬方法

西洋薬の睡眠導入薬と異なり，服薬してすぐに眠くなることはない．1日3回ないし2回服薬することを原則とする．普段，他の漢方薬を飲んでいて，気が高ぶって眠れない時などには**抑肝散**を就寝30分前に服薬することもある．その場合，必ず湯に溶かし，冷ましながらゆったりとした気分で服薬する．

12. 不眠

実践！患者さんがやってきた

患者 36歳，女性，社長秘書，162 cm，48 kg（痩せ型）

1年前から社員が減り忙しくなった．神経を使う仕事が重なったこともあり，2ヵ月前から疲れているのに寝つきが悪くなった．寝不足のせいか仕事の効率が悪くなり，余計に残業が増えた．近医にマイスリーを処方してもらったところ寝つきは少しよくなったが，疲れがとりきれない．疲れて帰宅すると食べる気がしないため，夕食も抜くことが多く，この1年間で4 kg体重が減少した．

ざっくり方針 西洋薬では効果が不十分なので漢方薬と併用し，いずれ漢方薬のみに切り替える．

処方薬を決定する 仕事の疲れが溜まるにつれて不眠状態となり，疲れが高じて食欲も低下して体重も減少した．体格も痩せ型で仕事への不安感が強いので**帰脾湯**を処方した．

処方箋 帰脾湯(65) 1日3回，マイスリー 就寝前

経過 服薬開始後，食欲が改善して倦怠感がとれるに従って寝つきがよくなり，夜中に起きることがなくなった．疲れもとれ，マイスリーは中止した．

I. 漢方薬が第一選択薬となりうる疾患/症状

達人のつぶやき

☑ 睡眠障害は非常によくみられる訴えであるが、生活のリズムを整えることが重要である。規則正しく起床し、朝日を浴びて体内時計をリセットする。夜はリラックスして腹式呼吸やストレッチで心身ともにほぐす。薬のみに依存するのではないことを前提に、患者に納得してもらったうえで漢方薬を選択する。

☑ 睡眠導入薬、精神安定薬をいきなり中止するのではなく、併用したうえで徐々に漢方薬のみに置き換えていくのがコツである。

Column

中医学と日本漢方の違い

中医学と日本漢方の間にはいくつも違いがあるが、最も違うのは伝統医学病名を用いないことと、臓腑弁証と呼ばれるものがないことであろう。たとえば「瘧(ぎゃく)」という伝統医学病名があり、これは現代医学でいうマラリア様の症状を表す病名だが、マラリア原虫を証明したわけではない。このように伝統医学病名は目に見える症状で命名したのに対し、現代医学の病名は病理を重視するため、完全には同じではない。こうした混乱を避けるため、日本漢方では昭和に入ってから伝統医学病名を使ってこなかった。また、臓腑弁証というのも日本では使われない。たとえば臓腑弁証では胃熱証というと胃・十二指腸潰瘍などの炎症を指すが、これも現代医学病名との混乱をきたす。このように日本漢方においては明治時代に漢方の医師ライセンスが認められなくなって以降、西洋医学との混乱を避け、西洋医学にはない「証」を重んじてきたのである。日本漢方には理論が少ないと批判されることもあるが、西洋医学と補完し合って初めて1つの医学大系になるのである。

I. 漢方薬が第一選択薬となりうる疾患/症状

13 更年期障害，月経困難症，月経前症候群

西洋薬の問題点

- ホルモン製剤や自律神経調整薬などでは症状が緩和されない
- 副作用が強いのでホルモン製剤は飲みたくない
- 月経のたびに鎮痛薬を飲みたくない
- 胃腸が弱くて鎮痛薬が飲めない
- のぼせや便秘，頭痛など複数の不定愁訴に効く西洋薬はない

ポイント どの漢方薬を選ぶか!?

- ◆虚弱な人で冷え・めまい・貧血がみられれば**当帰芍薬散**
- ◆イライラ・不安感・不眠などの精神症状が顕著な人には**加味逍遙散**または**女神散**
- ◆比較的がっちりした体格でのぼせる人には**桂枝茯苓丸**や**桃核承気湯**
- ◆冷え症があり，手足のほてり，口唇の乾燥があれば**温経湯**

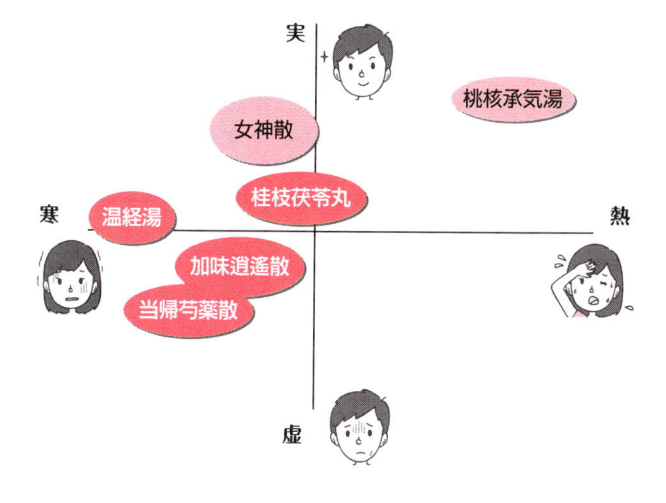

実 +

桃核承気湯

女神散

桂枝茯苓丸

寒 ── 熱

温経湯

加味逍遙散

当帰芍薬散

虚

I．漢方薬が第一選択薬となりうる疾患/症状

　更年期障害は，卵巣機能停止に伴う女性ホルモンの分泌低下が原因で起こる疾患であり，多彩な不定愁訴が現れる．月経困難症，月経前症候群は月経に伴って骨盤痛が生じるもので，他にも精神症状，不眠，冷え，のぼせ，浮腫，頭痛，悪心，動悸，便秘，下痢，頻尿，皮膚瘙痒感など，多くの不定愁訴が現れ，患者の日常生活に支障をきたすケースが多い．西洋医学的にはホルモン療法，鎮痛薬・精神安定薬などの投与が行われるが，これらの婦人科疾患には漢方薬が処方される機会が特に多く，よい治療効果が得られている．続発性の月経困難症では，子宮内膜症や子宮筋腫，子宮の器質的原因などがある場合があるため，西洋医学的治療を第一に行いながら漢方薬を併用する．

　婦人科三大処方は，当帰芍薬散，桂枝茯苓丸，加味逍遙散である．「患者に体力があるか」，また「どのような付随症状があるか」に着目して漢方薬を使い分ける．臨床では，「更年期障害には**加味逍遙散**」のように病名投与で処方される機会も多いが，治療効果を上げるためには患者の体質に合わせて最適な処方を選択することが望ましい．

1 実証（体力あり）

　体力があり，便秘を伴うイライラ，のぼせやすい場合には**桃核承気湯**がよい．女性は月経前に便秘になることが多いので，その時期に就寝前だけ，もしくは頓服として用いてもよい．便

処方一覧表

証	漢方薬	みられる症状					
		不安・イライラ	便秘	のぼせ	貧血	冷え・浮腫
実	桃核承気湯（61）		●	●		
	女神散（67）	●	●	●		
中間	桂枝茯苓丸（25）			●		
	温経湯（106）				●	●
虚	当帰芍薬散（23）				●	●
	加味逍遙散（24）	●				

通がつくことでイライラが治まる．1回量を服用して腹痛や下痢を起こす場合には半量，もしくは1/3量に加減する．患者には「量・飲むタイミングとも自分で調節可能である」ことを伝える．

女神散は更年期障害によく使う漢方薬であるが，精神的不安感やイライラ，不眠，動悸があるような場合に使う．台湾のタクシーの運転手が眠気覚ましに噛んでいるやしの実(檳榔子)が含まれており，精神的発揚を助ける．

2 中間証

中間証からやや実証で最も幅広く使われるものに**桂枝茯苓丸**がある．**桂枝茯苓丸**は手足の冷えがあるが顔はのぼせやすい，更年期障害で顔面紅潮(ホットフラッシュ)のある場合などに用いられる．また月経困難症，月経不順などにもよく用いる．その他，子宮筋腫で閉経までの期間に増大させない目的で使うことがあるが，ハトムギの入った**桂枝茯苓丸加薏苡仁**を用いることが多い．子宮筋腫に伴う月経過多に用いる場合は「貧血がない」ことが条件である．貧血に加えて**桂枝茯苓丸**を用いると血液サラサラ状態が過度になり，出血が増悪し，貧血が悪化する．

温経湯が適する典型例は更年期時期の女性で，口が乾くけれども水を飲みたいわけではない，身体は冷えているのに手足がほてる，という場合に用いる．黄体ホルモンの分泌を促すことが知られており，不妊症で高温期が短い場合に用いられることも多い．

3 虚証(体力なし)

体力があまりなく，色白で冷えが強く，むくみやすく，めまいや貧血がある場合は**当帰芍薬散**を用いる．**当帰芍薬散**は**五苓散**の成分が入っており，浮腫をとる作用がある．頭痛・めまいがある場合にはよい適応になる．冷えが強ければブシ末，倦怠感が強ければコウジン末を加える．

精神的不安感やイライラ，うつ，不眠があるような場合には**加味逍遙散**が適している．

I. 漢方薬が第一選択薬となりうる疾患／症状

実践！ 患者さんがやってきた

患者 33歳，女性，出版社勤務，158 cm，55 kg（体格普通）

初経は12歳で月経は順調であったが，25歳頃より月経痛がひどくなった．1年前，月経が止まらなくなり，婦人科を受診したところ子宮内膜増殖症と診断され，内膜掻爬を行った．その後，月経は順調であるが，痛みは徐々に重くなってきた．婦人科を受診したところ子宮内膜症はないといわれた．月経初日から3日間は市販の鎮痛薬を1日2～3回程度飲んで対応している．

ざっくり方針 鎮痛薬では対応しきれないので漢方薬を処方する．

処方薬を決定する 月経困難症で子宮内膜症などの基礎疾患がない場合は漢方薬がよい適応となる．婦人科領域では「体力の有無」と「付随症状」に着目する．本症例では，適正体重であり健康であることから体力はあると判断できる．また，精神症状，便秘，のぼせなど他に症状がみられないことから**桂枝茯苓丸**が適切であると考えられる．

処方箋 桂枝茯苓丸(25)　1日3回

経過 2ヵ月目の月経は痛みが軽く，その後も順調に軽減した．服薬1年後，ほとんど市販の鎮痛薬を飲まずに済むようになった．

達人のつぶやき

- ☑ 婦人科疾患は漢方の得意とする領域である．**当帰芍薬散，桂枝茯苓丸，加味逍遙散**は婦人科三大処方と呼ばれ，この3つの使い分けができれば婦人科疾患のかなりの部分をカバーできる．
- ☑ **当帰芍薬散**は虚証で冷えや水毒（浮腫，頭痛など）のある人，月経前に頭痛や浮腫がある人にはよく効く．**当帰芍薬散**には五苓散が含まれているが，月経前の頭痛に対してさらに五苓散を月経1週間前〜月経終了時まで追加する場合もある．
- ☑ **桂枝茯苓丸**は中間証〜実証で肩こりや瘀血が強い場合に用いる．
- ☑ **加味逍遙散**は不眠など神経質な人に使うのがよい．

婦人科三大処方

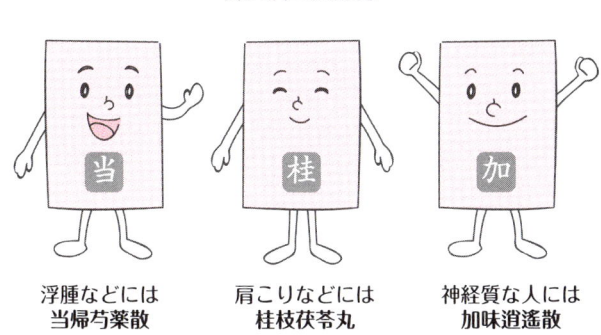

浮腫などには
当帰芍薬散

肩こりなどには
桂枝茯苓丸

神経質な人には
加味逍遙散

I. 漢方薬が第一選択薬となりうる疾患/症状

14 浮 腫

西洋薬の問題点

- 利尿薬を服用すると副作用が現れる(口渇,脱水など)
- 体内水分量が少ない高齢者,動脈硬化の患者などは血栓が形成されやすくなる
- 利尿薬では効果が不十分である
- 長期にわたって薬剤を服用したくない
- 対症療法ではなく,原因療法(体質改善)をしたい

ポイント どの漢方薬を選ぶか!?

- ◆利水効果に優れた**五苓散**は全身性・限局性のさまざまな浮腫に対して有用,婦人科の症状があれば**当帰芍薬散**
- ◆悪心・食欲不振を伴えば**柴苓湯**,嘔吐・蕁麻疹・黄疸を伴えば**茵蔯五苓散**
- ◆色白の水太り体質の人の浮腫には**防已黄耆湯**,高齢者の下肢浮腫には**八味地黄丸,牛車腎気丸**

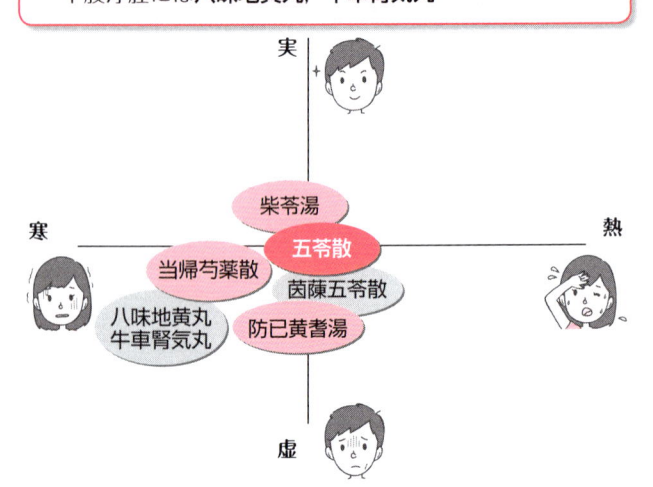

実 +

柴苓湯

寒 ── 五苓散 ── 熱

当帰芍薬散
茵蔯五苓散
八味地黄丸
牛車腎気丸
防已黄耆湯

虚

14. 浮 腫

　浮腫は，心・腎・肝疾患，甲状腺機能低下症，静脈閉塞，悪性腫瘍，低栄養，月経・妊娠，薬剤，手術など，さまざまな原因によって皮下組織に体液が過剰に貯留するもので，限局性浮腫と全身性浮腫の2種に大別される．指で押しても圧痕が残らないもの（実腫）は軽症であるのに対して，圧痕が残るもの（虚腫）は重症であり，体力の低下した患者にみられ治療に難渋する場合が多い．原疾患の西洋医学的治療を第一に行うとともに，漢方薬の利用が有益である．漢方薬は単なる利尿にとどまらず，体内の水分代謝・分布異常を改善しうる．漢方薬は利尿薬と異なり，脱水状態では利尿作用はない．これを「利水」といい「利尿」と区別する（☞p30, Column参照）．すなわち「利水」とは身体の水分が過剰な時のみ働く．浮腫に対する代表的な漢方薬は五苓散である．五苓散に関連する漢方薬も覚えるとよい．

1　五苓散および類薬

　五苓散は代表的な漢方薬の利水薬として全身性・限局性の浮腫に幅広く用いられ，腎臓の細胞膜にある水輸送チャネルであるアクアポリン4に働き，尿量を増やすことが示されている．脳卒中後の脳浮腫や硬膜下血腫に用いる例が報告されている．

[A] 生理前後の浮腫

　当帰芍薬散は**五苓散**を含む漢方薬で，特に生理前に浮腫がひどい場合に使用される．生理時の頭重は浮腫に関連して起こったものなので，浮腫を改善することで頭重は改善される．

処方一覧表

漢方薬	みられる症状						
	黄疸・肝硬変	腎炎	月経前	変形性膝関節症	口渇	冷え	
五苓散（17）					●		
茵蔯五苓散（117）	●				●		
柴苓湯（114）		●			●		
当帰芍薬散（23）			●			●	
防已黄耆湯（20）				●			
八味地黄丸（7）					●	●	
牛車腎気丸（107）					●	●	

[B] 黄疸を伴う浮腫

茵蔯五苓散は黄疸を伴う肝硬変の浮腫に用いられる．肝硬変の低アルブミン血症に伴う浮腫は，原因が解決されない限り漢方薬が奏効することはまれである．

[C] 腎炎を伴う浮腫

柴苓湯は慢性腎炎に用いられることが多いが，ステロイドの離脱を促進することでも知られている（**図1**）．

2 ぽっちゃり体質

倦怠感が強く，色白でぽっちゃりした水太り体質の患者の浮腫には，**防已黄耆湯**を用いる．また，変形性膝関節症のような限局性浮腫にも有効である．肥満で浮腫を伴う場合に体重減少を目的として用いられることがある．

3 高齢者／体力が低下したもの

高齢者の尿量減少と浮腫に対しては，**八味地黄丸**，**牛車腎気丸**が用いられる．また，主として下半身にみられる浮腫，下肢の冷え・痺れ・痛みを生じ，腰痛，視力低下，耳鳴などを伴うような場合は効果を示すとされる．

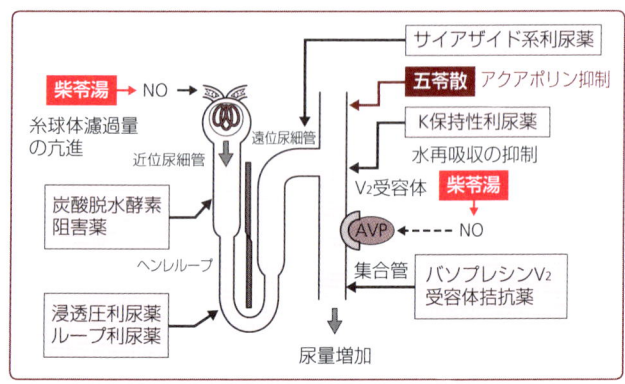

図1 柴苓湯の利尿作用機序
[藤塚直樹，石毛 敦：漢方と最新治療 9（4）：321-325, 2000]

14. 浮腫

実践！ 患者さんがやってきた

患　者　24歳，女性，デパート勤務，164 cm，48 kg（痩せ型）

> 22歳からデパートで勤務．終日立っているため夕方から靴がきつくなる．最近では夕方から頭が重くなることが多い．検査では腎機能を含め特に問題はなく，月経困難症もなかった．浮腫や頭重は生理前に特にひどい．

ざっくり方針　夕方の浮腫や頭重，生理前症状などを複合的に解決できる漢方薬を選択する．

処方薬を決定する　特に臨床検査値に異常がみられなかったことから，浮腫の原因は水分代謝異常によると考えられる．痩せ型で若年者であることから，**五苓散**と**当帰芍薬散**が候補としてあげられる．本症例では生理時の頭重を改善する効果がある**当帰芍薬散**を第一選択薬とする．

処方箋　当帰芍薬散(23)　1日3回

経　過　2週間後，浮腫がやや軽減し，3ヵ月後には浮腫や頭重が気にならなくなった．

達人のつぶやき

- ☑ 漢方でいう「水毒」は水分バランスが崩れた場合に起こり，多彩な症状を呈する．頭痛，頭重，乗り物酔い，めまい，浮腫などである．**五苓散**などで水毒が治るとこれらの症状がすべて治るのが漢方の利点である．
- ☑ 小児の下痢は水毒によるものが多く，その場合は**五苓散**で改善する．

I. 漢方薬が第一選択薬となりうる疾患/症状

15 全身倦怠感

西洋薬の問題点

- 原因が特定できず,適切な西洋薬がない
- 倦怠感を解消したいが,西洋薬を飲むほどではない
- 食欲や体力も低下しており同時に改善したい

ポイント どの漢方薬を選ぶか!?

- ◆体力増強・食欲亢進・免疫力向上作用により,漢方薬の補益剤は倦怠感に有効
- ◆食欲が低下し,全身倦怠・衰弱の著しい人には**補中益気湯**,**十全大補湯**
- ◆夏バテには**清暑益気湯**
- ◆倦怠感とともに冷えを訴え,水分代謝の低下を伴う場合は**人参湯**,**真武湯**
- ◆食欲不振には**四君子湯**,胃もたれが強ければ**六君子湯**
- ◆加齢に伴う疲れには**八味地黄丸**

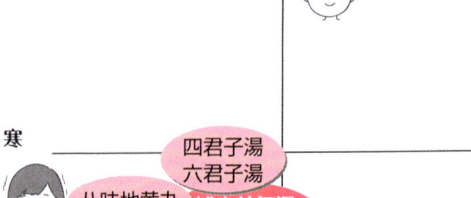

実 / 寒 — 熱 / 虚

- 四君子湯
- 六君子湯
- 八味地黄丸
- 補中益気湯
- 清暑益気湯
- 十全大補湯
- 真武湯
- 人参湯

倦怠感は元気の「気」が不足した状態である．胃腸の働きが弱った場合や加齢に伴い生じる．高齢者では全身の冷えを伴うことが多い．漢方薬は胃腸機能を改善して患者の食欲を回復させるとともに，免疫系・代謝系を賦活して体力を向上させるため，倦怠感の治療に非常に有用である．漢方薬には食欲増進作用，免疫系賦活作用，神経内分泌系賦活作用があるとされており，患者の体質に合わせて最適な処方を選択することが効果的な治療の鍵となる．慢性疲労には，長期服用が効果的である．

他の器質的疾患や精神的疾患に伴う場合は，原疾患の治療が優先されるが，漢方薬を併用することがしばしば有用である．慢性疲労症候群のようないまだ原因が特定されていない持続性の重症例に対しても漢方薬は十分に応用可能である．

1 全身倦怠感が著しい場合

補中益気湯，**十全大補湯**はともに患者の体力増進作用をもつ補益剤の代表的処方である．どちらもニンジンとオウギを含み，参耆（じんぎ）剤とも呼ばれる．胃腸機能が悪く，全身倦怠感に内臓下垂を伴い，食後によく眠気が生じる人には**補中益気湯**がよい．補中益気湯は夏バテの倦怠感にも用いられるが，夏バテ用の漢方薬としては**清暑益気湯**がある．その名のとおり夏の暑さを冷ました気を増す薬であるが，もちろん夏以外の季節

処方一覧表

レベル	漢方薬	みられる症状				
		食欲不振	貧血	脱肛	冷え	下痢
重症	補中益気湯(41)	●	●	●		
	十全大補湯(48)	●	●		●	
中等症	人参湯(32)	●			●	●
	真武湯(30)				●	●
	清暑益気湯(136)	●		●		●
軽症	四君子湯(75)	●	●			●
	六君子湯(43)	●	●			●
	八味地黄丸(7)				●	

に服用してもかまわない．一方，倦怠感に加えて貧血傾向の顕著な場合，慢性疾患が長引き全身の消耗状態が激しい場合には**十全大補湯**が適している．いずれも長期服用が可能であるが，**十全大補湯**には胃腸障害を引き起こしやすいジオウが含まれているため，もし服用中に胃腸症状の副作用が現れた場合には他の処方に変更する．

2 冷えを伴う全身倦怠感

倦怠感とともに冷えを訴える患者には，**人参湯**や**真武湯**を用いる．冷えを取り除くことで代謝機能の改善を期待する．虚弱で胃腸機能が低く食欲不振が強い場合は**人参湯**を，新陳代謝が低下して冷えが著しく水分が体内に滞っているものには**真武湯**を用いるとよい．

3 食欲不振を伴う全身倦怠感

食欲不振を伴う全身倦怠感は，胃腸の機能の低下が原因であることが多いので**四君子湯**がよい．胃もたれが強い時には**四君子湯**をベースとした**六君子湯**がよい．

4 加齢に伴う疲れ

高齢で特に理由なく，何となくだるいという人には**八味地黄丸**がよい．サンヤク（ヤマノイモ）が入り，滋養強壮の剤である．筋力の低下が原因のことも多いので，筋力をつけることを指導する．

胃腸の弱い高齢者の倦怠感には**真武湯**がよい．

15. 全身倦怠感

実践！ 患者さんがやってきた

患者 72歳，女性，主婦，152 cm，46 kg（痩せ型）

> 生来よりあまり丈夫ではなかったが，2年前から孫の面倒をみる機会が増え，疲れやすくなった．特に昼食後は眠くて横になることが多い．最近，身体全体に冷えを感じ，靴下なしでは眠れない．

ざっくり方針 西洋薬を飲むまでもないと考えているので漢方薬で様子をみる．

処方薬を決定する 疲れ，冷え，食後の眠気と複数の主訴があるが，優先順位としては，疲れと冷えが上位である．倦怠感に効果を示す漢方薬には**十全大補湯**，**補中益気湯**，**人参湯**，**真武湯**の4つがあるが，冷えも同時に改善したいので**人参湯**か**真武湯**に絞られる．これら2製剤の使い分けとして，食欲不振を改善したい場合は**人参湯**を，高齢など新陳代謝が低下している場合は**真武湯**を選ぶ．本症例は72歳と高齢であることから**真武湯**を選択する．

処方箋 真武湯(30)　1日3回

経過 1ヵ月後，身体が少し温まってきた感じがした．3ヵ月後になると疲れにくくなり，昼寝をすることが少なくなった．その後も徐々に倦怠感がとれてきた．

Ⅰ．漢方薬が第一選択薬となりうる疾患/症状

> **達人のつぶやき** ㊞
>
> ☑ 一般に漢方の問診の中で倦怠感を訴える患者は70％にものぼる．まずは病的な倦怠感であるか，休養をとるだけで回復するのかを見極める．病的な倦怠感の場合，甲状腺機能低下症やがんなどの基礎疾患がないかを精査したうえで，異常がなければ胃腸の働きをよくすることを優先する．
>
> ☑ 高齢者の場合，冷えがベースとなることが多いのでよく問診する．また，筋力低下による倦怠感もあるので適度な運動を指導する場合もある．

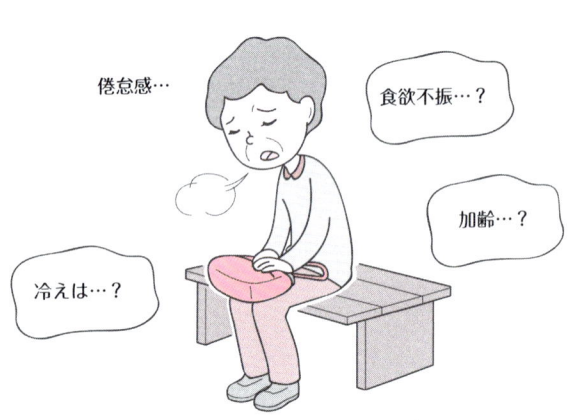

よく問診して処方を決定しよう！

Ⅰ. 漢方薬が第一選択薬となりうる疾患/症状

16 冷え症

西洋薬の問題点
- 原因が認められず，適切な西洋薬がない
- 加齢に伴う排尿障害や倦怠感など他の症状も改善したい

ポイント どの漢方薬を選ぶか!?
- 末梢循環不全型の手足の冷えには**当帰四逆加呉茱萸生姜湯**
- 新陳代謝低下型の冷え症には**真武湯**，水分停滞型には**当帰芍薬散**
- 胃腸虚弱型には**人参湯**，血行不良型には**桂枝茯苓丸**

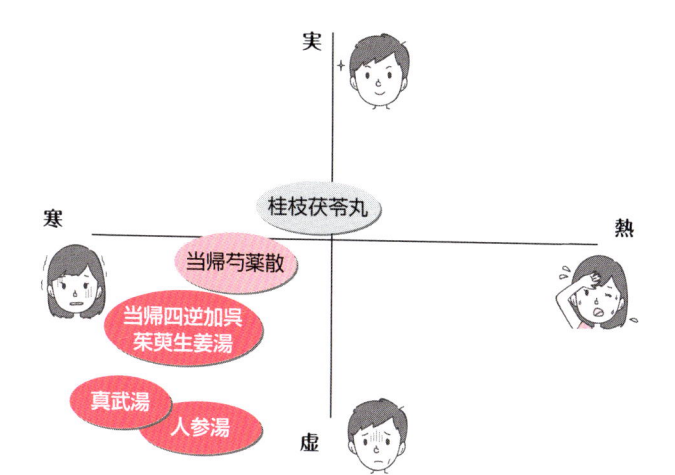

```
                    実
                    ┃＋
          桂枝茯苓丸  ┃
 寒━━━━━━━━━━━━━━╋━━━━━━━━━━━━━━ 熱
         当帰芍薬散   ┃
     当帰四逆加呉      ┃
     茱萸生姜湯       ┃
                    ┃
     真武湯          ┃
         人参湯      ┃
                    虚
```

冷え症は日常的に多くみられるが，西洋医学にはそのような疾病概念はない．一般的には「冷え性」と書くが，漢方では「冷え症」と書くくらい，漢方において冷えは重要な概念である．頭痛・関節痛など冷えで悪化する疾患も多々ある．冷え症の発症には，低血圧，貧血，自律神経系あるいはホルモン分泌系の異常，甲状腺機能低下などが関与しているものもあるので基礎疾患の有無はきちんと検査する必要がある．原因が特定できない冷えは漢方のよい適応である．身体の冷えに対しては，漢方薬には有効性のあるものが多種あるので，患者個々の体質に合わせて漢方薬を活用するとよい．漢方薬全般に身体を温める作用があるが，効果を高めるためには必ず熱湯に溶かして服用し，身体を温める．

冷え症には，末梢の冷え，しもやけなどができる「末梢循環障害が原因」となる場合と，「新陳代謝低下が原因」の場合がある．

1 末梢循環障害（血行不良）

末梢循環障害の場合は，**当帰四逆加呉茱萸生姜湯**がよく使われる．また，しもやけの特効薬としても使われ，血行不良に伴う腰痛や冷えで誘発される腹痛などにも効果があるといわれている．一方，比較的体格がよく赤ら顔で，体力の低下が認められない人で，冷えのぼせの症状があり，血行が悪くて口唇や皮膚が暗紫色であったり，クマができやすい場合には**桂枝茯苓丸**を用いるとよい．血流改善により痔や下肢静脈瘤にもよい．

処方一覧表

原因	漢方薬	みられる症状				
		頭痛	腹痛	倦怠感	食欲不振	浮腫
血行不良	当帰四逆加呉茱萸生姜湯（38）	●	●			
	桂枝茯苓丸（25）		●			
新陳代謝低下	真武湯（30）			●	●	●
	人参湯（32）			●	●	
	当帰芍薬散（23）	●				●

2 新陳代謝低下

　新陳代謝が低下した場合には**真武湯**などブシを含んだ漢方薬を選択する．**真武湯**は，生気がなく新陳代謝が低下して，全身が冷えてだるく，下痢・腹痛・浮遊感のあるめまいや動悸を改善する．胃腸が弱く，食欲がなく，身体が虚弱で冷えを訴え，倦怠感・胃もたれ・下痢などがみられる人には**人参湯**がよい．同様に体力が低下している人で，特に貧血傾向・軽度の浮腫・めまいなどが顕著で，女性では月経周期に合わせて症状がみられるような浮腫などの場合には**当帰芍薬散**がよい．

3 日常生活上の注意

　現代の生活は，エアコン・冷蔵庫の普及など冷えを誘発しやすい環境になっている．加えて肌の露出の多いファッションなどにより冷えやすくなっている．昔の日本人は腹巻きをしてお腹を冷やさない工夫をしていたが，今は冷えに対して無頓着に過ごしすぎている．冷えを改善するには，飲食で身体の中から温めることと，着るもので防寒することの2つがポイントである．

　漢方薬の構成生薬もすべて五性（温・熱・平・涼・寒）というように身体を温めるものと冷やすものが決まっている．たとえばお茶も，緑茶は身体を冷やすが蒸した茶色のお茶は身体を温める．野菜・果物は夏にとれるものは身体を冷やす．スイカ・キュウリなど水分の多いものが多い．しかし，調理することで温める力が強くなるので生野菜よりは温野菜にする．冬に冷えた時は根菜類の料理がよい．基本的には生（なま）物は身体を冷やすので，刺身などを食べる時はわさび，生姜などの食材と一緒に食べる．

　外気に対する防寒グッズは大変発達しているので上手に活用する．一番重要なお腹（内臓）は決して冷やさないように意識することが重要である．

I. 漢方薬が第一選択薬となりうる疾患／症状

実践！ 患者さんがやってきた

患者 52歳，女性，主婦，148 cm，52 kg（体格普通）

> 若い頃から冷えがあったが，49歳で閉経して以降，手足の冷えが強くなった．ここ2年ばかり冬になると手足にしもやけができる．

ざっくり方針 適切な西洋薬はないので漢方薬を処方する．

処方薬を決定する 手足の冷えを強く訴えていることから，冷えは末梢循環障害が原因だと考えられる．末梢循環障害には**当帰四逆加呉茱萸生姜湯**が第一選択薬である．

処方箋 当帰四逆加呉茱萸生姜湯(38)　1日3回

経過 2週間後，身体がすこし温まってきた．4週間後になるとしもやけが改善した．

達人のつぶやき

- ☑ 一般的には「冷え性」であるが，漢方では「冷え症」と表現するように，冷えの原因には甲状腺の異常や膠原病など重篤な疾患が隠れている場合がある．また，冷えによって増悪する疾患として疼痛性疾患（腰痛，関節痛，頭痛），痺れ，下痢などがあり，冷えをとることで改善する症状が多々ある．
- ☑ 漢方薬の生薬の中ではカンキョウ（**人参湯**など），ブシ（**真武湯**など）に温める作用が強い（☞「Ⅲ-2．証の考え方—④-B．寒熱」参照）．
- ☑ 漢方で身体を温めても日常生活で冷えることばかりやっていては元も子もない．生活のチェックを一緒にして改善策を考えることも重要な治療の1つである．

II

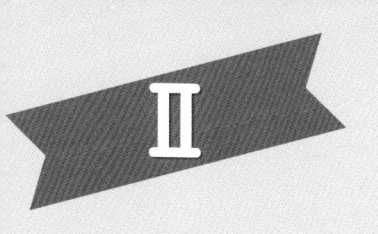

西洋薬と漢方薬の併用で相乗効果が得られる疾患／症状

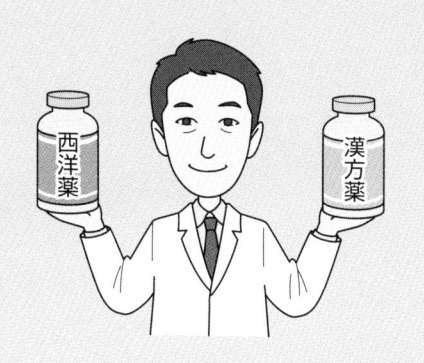

II. 西洋薬と漢方薬の併用で相乗効果が得られる疾患 / 症状

1 高血圧

西洋薬の問題点

- 肩こり，めまいなどの症状は改善されない
- 心臓や脳，腎臓などの合併症を予防したい
- 降圧薬を飲むほどではないが，放置しておくのも心配である

ポイント　どの漢方薬を選ぶか!?

- 壮年者には**大柴胡湯**，**柴胡加竜骨牡蛎湯**，高齢者には**八味地黄丸**
- のぼせを伴う壮年者の高血圧には**黄連解毒湯**
- 脳動脈硬化を伴い朝方の頭痛がある場合は**釣藤散**
- 腎機能低下を伴う高齢者には**七物降下湯**

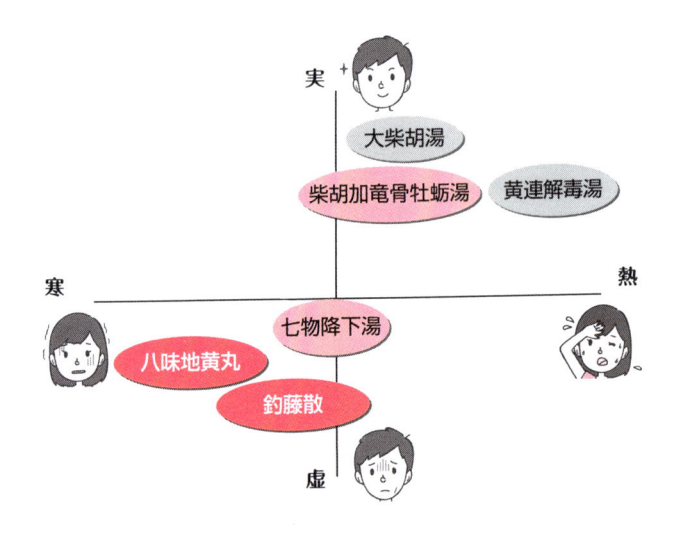

```
                    実
                     |
                  大柴胡湯
          柴胡加竜骨牡蛎湯    黄連解毒湯
寒 ─────────────────┼───────────────── 熱
                 七物降下湯
         八味地黄丸
               釣藤散
                     |
                    虚
```

1. 高血圧

　高血圧に対する漢方治療は体質に応じて使い分ける必要がある．しかし，降圧効果は確実ではなく，往々にして西洋薬を併用する．それよりも合併症予防・症状緩和の目的で長期に服薬して利点のあることが多い．漢方薬は，「年齢」と「虚実」を考慮して使い分ける．

1 若年者～壮年者

　大柴胡湯，**柴胡加竜骨牡蛎湯**などのサイコ剤は壮年でストレス世代で使われることが多い．この2製剤を用いる患者は共通して季肋骨下の張りがある．また，大動脈の拍動がよい場合は交感神経の過緊張が疑われ，リュウコツ，ボレイが必要となり，**柴胡加竜骨牡蛎湯**が適している．比較的壮年でのぼせやすい実証タイプには**黄連解毒湯**が用いられる．オウレン，オウゴンといった苦み成分には精神を安定させる作用もあり，イライラや不眠の改善にもなる．

2 高齢者

　高齢者で下腹中央の力がない場合には**八味地黄丸**が適応になるが，ジオウは胃もたれをきたすことがあり，胃腸が丈夫な患者に限定される．高齢者で前立腺肥大を伴う場合には，しばしば**八味地黄丸**と**釣藤散**を併用することがある．

処方一覧表

年齢	漢方薬	みられる症状				
		便秘	ストレス	のぼせ	朝方の頭痛	排尿障害
若年者～壮年者	大柴胡湯(8)	●	●			
	柴胡加竜骨牡蛎湯(12)	●	●			
	黄連解毒湯(15)		●	●		
高齢者	釣藤散(47)			●	●	
	八味地黄丸(7)					●
	七物降下湯(46)					●

慢性腎臓病など腎機能の低下をきたした高血圧によく使われるのが**七物降下湯**である．やはりジオウを含むので，胃腸障害には注意を要する．

3 更年期

更年期に血圧が上昇することがあり，一過性の場合もあるが，高血圧が持続する場合もある．このような際にも漢方のみで低下することがある．証に応じて**加味逍遙散**などが使われる．

4 釣藤散の作用機序

朝方の頭痛は脳動脈硬化に伴う夜間血圧低下により，硬化した動脈が血流を保てなくなり，虚血に陥ることで朝方血圧が上昇し，還流再開に伴い頭痛の症状が出現する．こうした動脈硬化症による頭痛を伴う高血圧には男性，女性関係なく，**釣藤散**が第一選択薬である．**釣藤散**は，脳の血管平滑筋に直接働き，血管を広げて脳の血流を保つ作用があるため，夜中の虚血を防ぐ働きがある．そのため朝方急激に血圧が上昇しても頭痛を起こさない．また，**釣藤散**自体に血圧を下げる作用がある．**釣藤散**は特に強い作用を示し，開始２週間後ぐらいで効果が現れる．

5 高血圧の原因としての漢方

詳しくは「Ⅲ-4．漢方薬を投与する際のコツ―5漢方薬の副作用」を参照されたいが，漢方薬の７割に含まれているカンゾウはグリチルリチンを含み，血圧を上昇させる可能性があるので要注意である．複数の医療機関で漢方薬が重なって処方されることも多く，カンゾウの過量摂取には注意を要する．

1. 高血圧

実践！ 患者さんがやってきた

患者 76歳，男性，無職，172 cm，64 kg（体格普通）

> 40歳代から血圧が高く，降圧薬（アムロジン）を服用している．血圧は 140/80 mmHg で安定しているが，最近，朝方になると頭痛で目が覚めてしまう．

ざっくり方針 血圧はコントロールされているので，西洋薬を追加または変更するのではなく，症状を改善するために漢方薬を処方する．

処方薬を決定する 本症例は，降圧薬を服用しておりコントロール良好であるが，朝方のみ血圧が高くなる症例である．高血圧の病歴が長いことから動脈硬化が進行していると推定される．動脈硬化が進行すると，夜間血圧が下がった時に脳虚血に陥り，朝起床後に活動を始めると急激に血圧が上がることで頭痛を生じることがある．脳の動脈硬化に伴い，しばしばこのような症状がみられる．脳の動脈硬化に伴う朝方の頭痛には，**釣藤散**が第一選択薬である．

処方箋 釣藤散（47） 1日3回，アムロジン　朝食後

経過 朝方の頭痛がよくなった．血圧コントロールも良好なのでアムロジンを減量し，**釣藤散**と**八味地黄丸**の併用に変更した．

達人のつぶやき

☑ 降圧薬にも「証」がある．α，β 遮断薬は心拍出量を減少し，末梢循環を軽減するので寒証の人には向かない．逆にカルシウム拮抗薬は血管拡張作用があり熱証の人には向かない．漢方医学の証は西洋薬の選択にも役立つ（☞「Ⅲ-4．漢方薬を投与する際のコツ—⑥他剤との相互作用」参照）．

II. 西洋薬と漢方薬の併用で相乗効果が得られる疾患 / 症状

2 脂質異常症, 糖尿病, 肥満

西洋薬の問題点
- 血糖値の他, 血圧や血清脂質もコントロールの必要がある
- 薬剤による血糖コントロールが不十分で薬が増える一方だ
- 副作用(低血糖, αグルコシダーゼ阻害薬による便秘や放屁, ビグアナイド類による乳酸アシドーシスなど)が心配
- 糖尿病合併症を予防したい

ポイント どの漢方薬を選ぶか!?

◆ 体力旺盛で便秘があり, 太鼓腹体型の人には**防風通聖散**, がっちりした体格で怒りっぽく, 季肋部につかえ・張りのある人には**大柴胡湯**, 水太りには**防已黄耆湯**

◆ 糖尿病初期の口渇・ほてりには**白虎加人参湯**, 冷えのある高齢者には**八味地黄丸**

◆ 糖尿病合併症の緩和には**八味地黄丸**, 牛車腎気丸, 桂枝茯苓丸

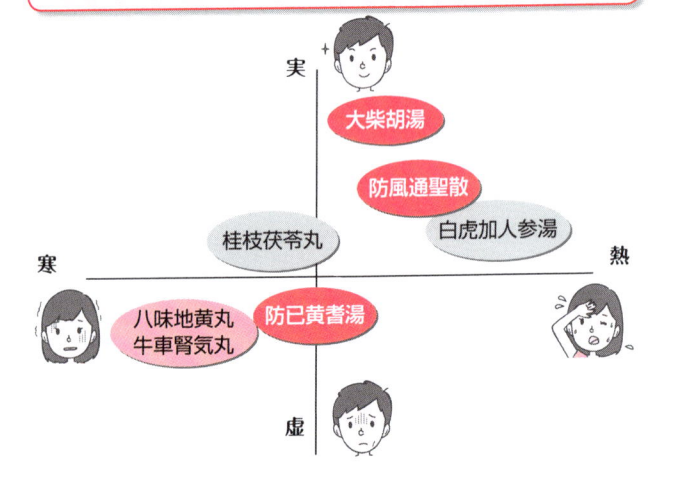

```
              実
                   大柴胡湯
                      防風通聖散
   桂枝茯苓丸           白虎加人参湯
寒                              熱
   八味地黄丸  防已黄耆湯
   牛車腎気丸
              虚
```

2型糖尿病の治療においては，血糖値が高くならないようにコントロールし，肥満，脂質異常症，高血圧などを改善し，重大な合併症の併発を防ぐことが重要となる．その際，漢方薬を用いると有効である．血糖を直接低下させる生薬はいくつか知られてはいるが効果は不確実である．血糖降下薬を併用しながら漢方薬で代謝を上げることで太りにくい体質に改善する．糖尿病治療に漢方薬を使用する場合は，まずは「糖尿病・肥満の改善」を目的とするのか，「糖尿病合併症の緩和」を目的とするのかで使い分ける．

1 糖尿病・肥満の改善

[A] 実証（体力あり）

体力旺盛で便秘があり，太鼓腹タイプの肥満症患者には**防風通聖散**が第一選択薬となる．含有成分のダイオウには下剤効果があるので，便が緩くなり便秘に効果を示す．体重減少には，マオウに含まれるエフェドリンが褐色細胞を活性化し脂肪燃焼を促進することが示されている．**大柴胡湯**もダイオウを含んでいるので，同様に体力があり，がっちりした体格の肥満症患者に適している．怒りっぽく季肋部につかえ・張りがある場合には**防風通聖散**より**大柴胡湯**を選択する．どちらもダイオウが含まれており，胃腸虚弱あるいは体力の低下した人では下痢をきたすことがあり，その場合には中止する．

処方一覧表

証	漢方薬	みられる症状				
		肥満	便秘	冷え・痺れ	排尿障害	口渇・ほてり
実	防風通聖散(62)	●	●			
	大柴胡湯(8)	●	●			
	白虎加人参湯(34)					●
	桂枝茯苓丸(25)			●		
虚	八味地黄丸(7)			●	●	
	牛車腎気丸(107)			●	●	
	防已黄耆湯(20)	●				

[B] 高齢者

高齢で痩せ型の糖尿病患者で，身体が虚弱・冷え症・排尿異常を伴う人には，胃腸が丈夫であれば**八味地黄丸**を用いるとよい．

2 糖尿病合併症の緩和

糖尿病の初期で，口渇，多尿，ほてり，倦怠感などが現れた場合には，**白虎加人参湯**が適応となる．また，合併症として糖尿病神経障害による痺れ・麻痺が生じた場合には西洋薬では対処できないことが多いが，**八味地黄丸**あるいは**牛車腎気丸**を用いると有効である．他に血流改善効果のある**桂枝茯苓丸**を併用する場合もある．

3 生活習慣病は生活習慣の是正が第一

サプリメント・健康食品などで最も売れるのが「痩せ薬」である．肥満患者の多くが好きなものを好きなだけ食べて安直に痩せる方法を望んでいる．しかし魔法の薬はないのである．漢方でも代謝を上げたり，血流改善することで痩せやすい条件を作ることはできる．しかし基本は食事と運動であることは変わりない．むしろ，生活をきちんと正すことが体調の維持，改善には欠かせないのである．

2. 脂質異常症, 糖尿病, 肥満

実践！ 患者さんがやってきた

患者 60歳, 男性, 会社員, 168 cm, 74 kg（肥満）

> 10年前に会社の健康診断で血糖値が高いと指摘があったが, 1年前に糖尿病と診断された. HbA1c 8.0%（NGSP値）[7.6%（JDS値）]であったが, ジャヌビア服用により7.2%（NGSP値）[6.8%（JDS値）]にまで低下した. 運動はほとんどしていない. 1日1,600 kcalぐらいに抑えたいと思っているが, 営業での付き合いが多く守れていない. ジャヌビアによりHbA1cが低下したが, もっと血糖値を改善したい. できれば肥満も改善したい.

ざっくり方針 仕事上, 食事制限や運動療法は難しいので, 体質改善も考慮した漢方薬を投与する.

処方薬を決定する ジャヌビア服用によりHbA1cが低下したものの肥満は解消されていない. この患者は太鼓腹でメタボリックシンドロームと考えられる. 糖尿病特有の症状をはじめ, 他に症状がみられないことから, **大柴胡湯**ではなく**防風通聖散**を選択する.

処方箋 防風通聖散（62）　1日3回, ジャヌビア　朝食後

経過 体重は半年で4 kg減り, HbA1cは6.5%（NGSP値）[6.1%（JDS値）]まで低下した.

達人のつぶやき

- ☑ メタボリック症候群治療の基本は食事療法と運動療法である．漢方薬で安易にコントロール可能と考えている患者には，基本は「食事」と「運動」であることをピシャリという．
- ☑ 血糖コントロールのための西洋薬の選択肢が増えており，西洋薬を第一選択薬としたうえで八味地黄丸などを合併症予防の目的で長期に服用させる．
- ☑ 糖尿病や肥満の改善に漢方薬を使用する場合，効果には個人差があり一概にはいえないので，長期に服用する必要がある．

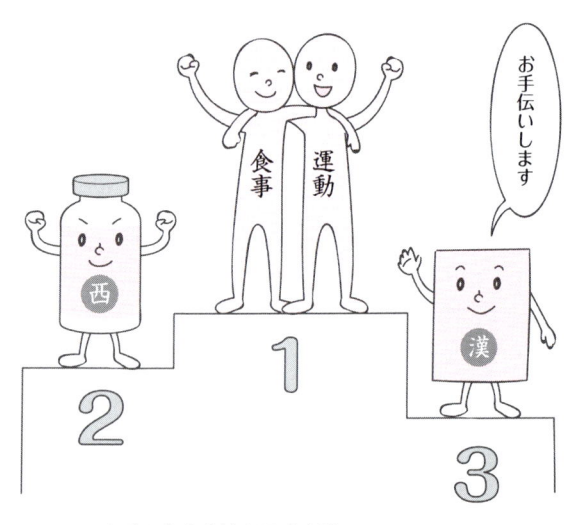

まずは食事療法と運動療法
西洋薬の補助として漢方薬を用いる！

Ⅱ. 西洋薬と漢方薬の併用で相乗効果が得られる疾患/症状

3 気管支喘息

西洋薬の問題点

- ステロイドの吸入により発作のコントロールは可能となったが根本的な治療ではない
- ステロイドやβ刺激薬の吸入がうまくできない
- 長期的な薬剤(特にステロイド)の使用に不安がある
- 長期管理薬を服用しているがコントロール不良である

ポイント どの漢方薬を選ぶか!?

◆ 症状緩和には，**麻杏甘石湯**，**小青竜湯**，**神秘湯**などマオウを含む処方が選択される
◆ マオウを含む処方で動悸，胃腸障害のある場合には**苓甘姜味辛夏仁湯**

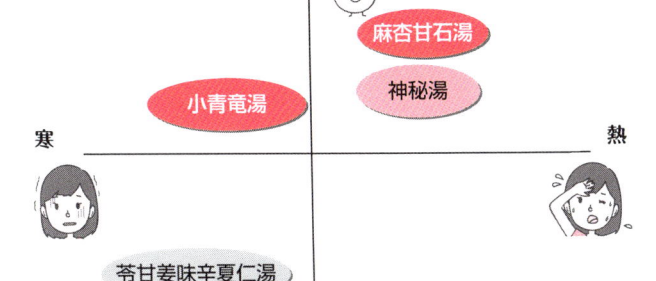

```
              実
              │
              │   麻杏甘石湯
              │
              │     神秘湯
   小青竜湯   │
寒 ──────────┼────────── 熱
              │
              │
  苓甘姜味辛夏仁湯
              │
              虚
```

Ⅱ. 西洋薬と漢方薬の併用で相乗効果が得られる疾患/症状

　気管支喘息は，喘鳴・呼吸困難・咳の発作が繰り返し起こる疾患であるが，その基本病態はアレルギー性の気道炎症によるといわれている．西洋医学的治療として，発作時には気管支拡張薬，ステロイドが用いられ，非発作時には吸入ステロイドを主とした抗炎症治療による長期管理が行われる．

　漢方薬には，マオウのような気管支拡張作用を有する生薬を含むものがあり，軽症発作に適応できる．また抗炎症作用や，体内の水分代謝の改善作用，精神症状に対する効果などがあるため，寛解期において患者の体質改善を図ることで発作の発生予防に有用である．また漢方薬の併用は，ステロイドの減量に役立つケースが多い．

　症状を緩和するためには，マオウを含む**麻杏甘石湯，小青竜湯，神秘湯**が使用される．痰が少なく気道が狭窄した喘息発作には**麻杏甘石湯**がよく用いられる．痰が多く，水分代謝の低下した，心窩部に胃内振水音が認められるものには**小青竜湯**（さらに冷え症で胃腸虚弱であれば**苓甘姜味辛夏仁湯**）を，気うつ・不安を伴うものには**神秘湯**を用いるとよい．これら3製剤はすべてマオウを含んでいるので，動悸・頻脈・血圧上昇・精神興奮・不眠などの副作用が起こることがあり，β刺激薬・キサンチン系薬と併用する場合には交感神経刺激作用が増強されるおそれがあるため，特に注意が必要である．

処方一覧表

証	漢方薬	みられる症状				
		痰	気道狭窄	鼻汁	冷え	うつ・不安
実	麻杏甘石湯(55)		●			
中間	小青竜湯(19)	●	●	●	●	
	神秘湯(85)		●			●
虚	苓甘姜味辛夏仁湯(119)	●			●	

3. 気管支喘息

実践！ 患者さんがやってきた

患 者 10歳，女児，小学生，140 cm，36 kg（痩せ型）

> 3歳ぐらいから喘息発作がある．普段はテオドールとシングレアを飲み，発作が出た時にメプチンを吸入している．母親がメプチン吸入に拒否感があり，軽度発作の時はなるべくメプチンを避けたいと考えている．発作は特に梅雨，秋の台風の時期に出やすい．発作時は喘鳴を伴い，痰は少ない．

ざっくり方針 メプチンの使用回数を減らすため，西洋薬と漢方薬を使い分ける．

処方薬を決定する 喘息患者は，日々の生活が制限されることも多く，体質改善により喘息を根本的に治すことが望まれる．本症例は，メプチンの使用をどのように減らすことができるかが焦点となる．重症発作時はメプチン吸入が必須であるが，軽度発作の時は，気管支拡張作用のある漢方薬を服用し様子をみる．漢方薬としては**麻杏甘石湯**，**小青竜湯**，**神秘湯**が候補としてあげられるが，喘息以外の症状がないこと，痰が少ないことから**麻杏甘石湯**を選択して毎日服用してもらう．

処方箋 テオドール　1日2回，シングレア　就寝前
麻杏甘石湯(55)　1日2回　食前
＊重度発作時：メプチン

経 過 漢方開始後，メプチンを吸入するような重篤な発作は起きなくなった．2年間漢方薬を服用したところ，軽度な発作も起きなくなったので，西洋薬（テオドール，シングレア）を中止した．その後2年間，**麻杏甘石湯**を続けた後，漢方薬も中止した．

Ⅱ．西洋薬と漢方薬の併用で相乗効果が得られる疾患/症状

> ## 達人のつぶやき
>
> ☑ マオウを含む漢方薬は即効性があり1週間程度の服薬で症状が軽減される．
>
> ☑ 高齢者の喘息では，肺に基礎疾患があり，非可逆性のことが多いので完治は困難とされる．この場合は麦門冬湯と八味地黄丸を組み合わせて使用する．八味地黄丸は，ジオウが含まれているため胃腸障害がある場合には使用できない．
>
> ☑ 気管支喘息の患者は心因性，あるいはアレルギー性の素因を有することが多いため，必要に応じて小柴胡湯などのサイコ剤を併用して体質改善を図るとよい場合がある．

Column

東西医学の融合はわが国の文化

今や医師の9割が漢方を日常診療で使用するようになった．その伝統は今に始まったことではない．世界に先駆けて全身麻酔で乳がんの手術をしたことで知られる華岡青洲（1760〜1835年）は外科医として有名であるが，当時の漢方の第一人者である吉益南涯について漢方を学んだことでもよく知られている．青洲の門人たちが残した治験録には外科手術と漢方薬の両方を駆使して治療にあたっていることが記載されている．青洲の座右の銘は「内外合一活物窮理」というもので，内科（漢方）外科（蘭方）を駆使して治療にあたるべし，といっている．こうした考えに共鳴するものは多く，『重訂解体新書』の刊行に尽力した大槻玄沢は，漢蘭両医学の長所を採り短所を補うという「採長補短説」を唱えた．こうした精神が脈々と受け継がれ，今日のように東西医療の融合が見事に花開いたともいえる．

Ⅱ. 西洋薬と漢方薬の併用で相乗効果が得られる疾患/症状

4 COPD

西洋薬の問題点

- 前立腺肥大，緑内障のため抗コリン薬は使えない
- 長期にわたって鎮咳薬を服用したくない
- 鎮咳薬，去痰薬によるコントロールが不十分である
- 呼吸器症状のみならず倦怠感や食欲不振もみられる

ポイント どの漢方薬を選ぶか!?

- ◆乾性咳には**麦門冬湯**
- ◆痰が多ければ**清肺湯**
- ◆咳により夜眠れない場合は**竹茹温胆湯**
- ◆全身衰弱が強い場合は**人参養栄湯**
- ◆胃腸が虚弱な人には**参蘇飲**

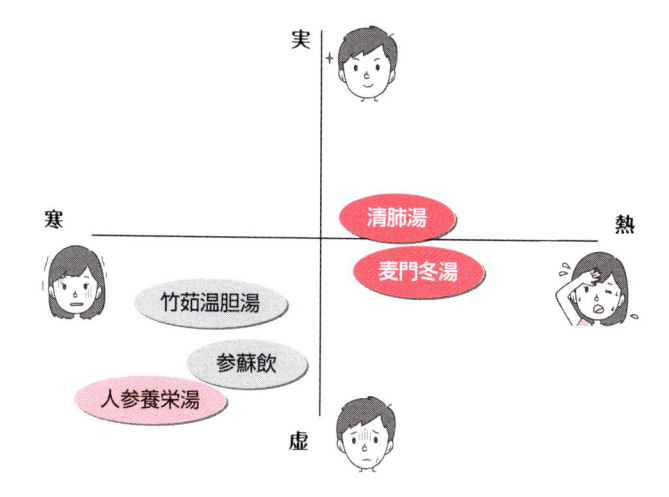

実／寒／熱／虚

- 清肺湯
- 麦門冬湯
- 竹茹温胆湯
- 参蘇飲
- 人参養栄湯

慢性閉塞性肺疾患（chronic obstructive pulmonary disease：COPD）は近年増加傾向にある．抗コリン薬や吸入ステロイドにより呼吸管理が以前よりもよくなっているものの，COPDの進行を遅らせ症状を改善するために漢方薬を併用するとよい．また，進行したCOPDで食欲不振などがある場合でも漢方薬は役に立つ．咳，痰，鼻汁の性状，精神症状を伴うかなどに注意し，患者の状態に合った処方を選ぶ．

1 初期～中期

[A] 痰を伴う場合

痰が多い場合は，**清肺湯**や**竹筎温胆湯**を選択する．**竹筎温胆湯**は夜横になって咳き込む場合に用いられる．**清肺湯**は気管支拡張症で痰の量が非常に多い場合に用いられる．

[B] 痰を伴わない場合

痰を伴わない空咳には**麦門冬湯**がよく処方される（図1）．**麦門冬湯**は粘膜を潤すことで効果を示す．一度咳が始まると顔が真っ赤になるぐらい咳が止まらない場合，高齢で咳が乾いていて痰を出すのに一苦労をする場合がよい適応になる．

処方一覧表

病期	漢方薬	みられる症状			
		咳	痰	不眠	食欲不振体重減少
初期～中期	清肺湯（90）	●	●		●
	麦門冬湯（29）	●			
	竹筎温胆湯（91）	●		●	
進行期	人参養栄湯（108）				●
	参蘇飲（66）	●			●

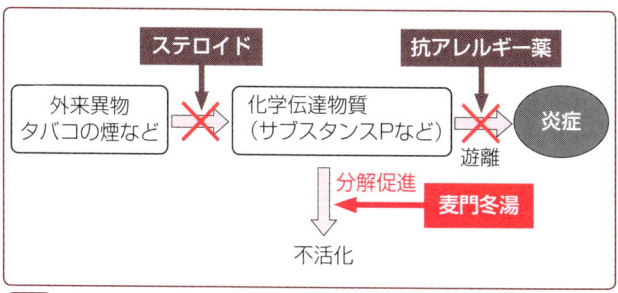

図1 麦門冬湯の作用機序

2 進行期

　COPDが進行すると体重減少を伴い呼吸筋が落ちるため，労作時呼吸困難が増強する．食欲不振が強ければ**参蘇飲**を選択する．体重減少が著明な場合には**人参養栄湯**を選択する．呼吸機能そのものの改善というよりも，栄養状態を改善して呼吸支持筋を強化することで呼吸困難を緩和する．

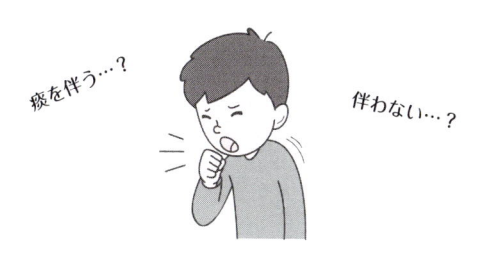

初期～中期のCOPDでは痰の有無がポイント！

II. 西洋薬と漢方薬の併用で相乗効果が得られる疾患/症状

実践！ 患者さんがやってきた

患者 73歳，男性，自営業，175 cm，60 kg（痩せ型）

> 5年前からよく咳き込むようになった．咳は痰を伴わないが，一度咳き込むと顔が真っ赤になるくらい止まらなくなる（特に夜寝ている時）．タバコは20歳頃から1日20本ぐらい吸っていた．

ざっくり方針 西洋薬では効果が不十分であるので漢方薬を処方する．

処方薬を決定する 本症例は，COPD（慢性気管支炎）である．慢性気管支炎で漢方薬を選択する場合，原因と痰の有無・性状に着目することが重要である．この患者の場合，以前より症状がみられ原因が見当たらないこと，痰を伴わない空咳であり，顔が赤らむほど咳込むというのは漢方では「大逆上気」と表現し，**麦門冬湯**のよい適応である．73歳と高齢であることからマオウを含まない**麦門冬湯**が適切であると考える．症状が緩和されなければ**麦門冬湯**と中枢性の鎮咳薬（コデインリン酸塩，レスプレンなど）と組み合わせて様子をみる．

処方箋 麦門冬湯(29)　1日3回
＊症状が緩和されない場合：麦門冬湯(29)　1日3回，レスプレン　1日3回

経過 禁煙および**麦門冬湯**の処方のみで咳込みがだいぶ軽減してきたため，経過観察中である．

達人のつぶやき

- ☑ 麻杏甘石湯，小青竜湯などマオウが含まれる漢方薬では，2〜3日の服用で気道の狭窄は改善する．しかし，COPDが進行すると呼吸筋が低下し呼吸困難が増強する．四君子湯などで胃腸機能を改善することで栄養状態がよくなり，呼吸困難が軽減することもある．
- ☑ 呼吸器疾患に対する漢方薬でなくても補中益気湯や人参養栄湯などを長期に使うと全身状態が改善し，呼吸困難が軽減することもある．

Column

漢方のエビデンス

漢方にはエビデンスがないといわれるが，それは大きな誤解である．日本東洋医学会では360の臨床研究に対し構造化抄録を作成し，一般公開している．また抄録は英訳され，コクランライブラリーに入っている．しかし医療用のエキス製剤で148種類もある漢方薬すべてにエビデンスレベルの高い研究があるわけではないのも事実である．1つの壁は，漢方処方の選択には「西洋医学病名＋証」が重要なのであるが，証を無視した臨床研究にどれだけの信頼性があるかということである．西洋病名だけで行った臨床研究はうまくいく場合とそうでない場合が当然あるが，そのうちよいものだけが論文になっており，パブリケーションバイアスが大きいのも事実である．漢方のエビデンスには漢方なりの手法があるはずであり，早くそうしたアプローチが認知されることが望ましい．

II. 西洋薬と漢方薬の併用で相乗効果が得られる疾患/症状

5 緩和ケア

西洋薬の問題点

- 食欲の低下を改善する西洋薬はない
- 麻薬製剤の副作用の便秘はなかなか解消しない
- 麻薬製剤で意識が混濁する時間が増えると家族と過ごす時間が妨げられる
- 体重減少に伴い冷えが増強するが,西洋薬には改善する薬剤はない

1 痛み

(☞「I-9. 関節痛,痺れ,神経痛」参照)

緩和ケアの現場では,患者の苦痛をいかに取り除くかが重要である.痛みに関してはモルヒネなど麻薬製剤が使われるが,意識混濁や便秘などの副作用で,生活の質(QOL)が低下してしまう場合もある.そのような時には漢方がよい適応となる.

まずは,痛みに対してはブシ(トリカブト)が有用である.ブシの鎮痛作用はモルヒネなどの μ オピオイド受容体ではなく,κ オピオイド受容体を用いるため,モルヒネの鎮痛効果に上乗せすることができる.代表的なブシ剤としては**八味地黄丸**や**牛車腎気丸**があげられるが,胃腸が弱っている場合には服薬しにくいため,**桂枝加朮附湯**,または倦怠感や食欲不振,冷えを伴っている場合には**真武湯**がよい(☞「I-16. 冷え症」参照).

2 倦怠感

(☞「I-3. 食欲不振」「I-15. 全身倦怠感」参照)

がんが進行すると,悪液質の状態となり,体重が減少してますます体力が低下し,倦怠感が強くなる.倦怠感はサイトカインが盛んに分泌されて起こると考えられるが,これには**十全大補湯**がよく用いられる.疼痛緩和のエビデンスもあるが,栄養状態の改善を第一の目的とする.食欲が低下している場合には

四君子湯，**人参湯**がよく用いられる．体重減少に伴う冷えが強い場合には**人参湯**がよい．

3 便 秘

(☞「Ⅰ-5．便秘」参照)

麻薬製剤による頑固な便秘は通常の便秘薬では効かない場合が多い．**大建中湯**は腸管の血流をよくし，温めることで蠕動運動を改善するが，平滑筋の弛緩作用もあり，有用である．**大建中湯**のサンショウが辛くて飲めない場合には**小建中湯**がよい．一般的には便秘に対しては，**大黄甘草湯**や**大承気湯**などのダイオウの入ったものがよく使われる．ダイオウはセンノシドAを含み，西洋薬の下剤と作用機序が同じであることから，西洋薬で効果がなければ，それほどの効果は期待できない．

4 下 痢

(☞「Ⅰ-4．下痢，腹痛」参照)

体重減少に伴い，熱を産生する筋肉も衰えるため低体温になりやすく，下痢を起こす．この場合には**人参湯**，**真武湯**がよい．どちらも腸管を温めて下痢を止める作用がある．**真武湯**はブシ，**人参湯**はカンキョウ[ショウキョウ(生姜)を蒸したもの]で身体を温めるのだが，**人参湯**にブシ末を入れるとブシとカンキョウの両方が入り，温める力が強くなる．

5 浮 腫

(☞「Ⅰ-14．浮腫」参照)

五苓散や**茵蔯五苓散**がよく使われる．これらは脱水時には利尿作用をもたないので，安心して使うことができる．栄養不良に伴う低蛋白血症が原因の浮腫では低蛋白の改善が必要である．

Ⅱ. 西洋薬と漢方薬の併用で相乗効果が得られる疾患/症状

6 化学療法・放射線療法の副作用軽減

西洋薬の問題点

- 西洋薬による悪心・嘔吐の抑制効果は個人差が大きく,抗精神病薬や抗不安薬などの追加も必要となりうる
- 化学療法による副作用全般(倦怠感,骨髄抑制など)に効く薬剤はない
- 化学療法による副作用のため標準治療を完遂できない場合がある

ポイント　どの漢方薬を選ぶか!?

- ◆一般的に抗がん剤や放射線療法の副作用に対しては**十全大補湯**. 特にランダ,ブリプラチンなどに著効を示す
- ◆タキサン系薬,エルプラットの副作用には**牛車腎気丸**
- ◆トポテシン,カンプトの副作用には**半夏瀉心湯**
- ◆胃腸症状が強い場合は**補中益気湯**

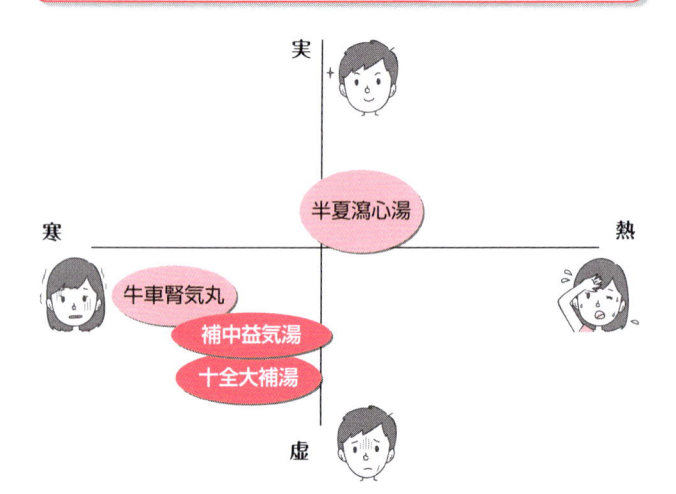

実 / 寒 — 熱 / 虚

- 半夏瀉心湯
- 牛車腎気丸
- 補中益気湯
- 十全大補湯

6. 化学療法・放射線療法の副作用軽減

悪性腫瘍に対しては化学療法・放射線療法が有効な治療法となるが，治療の過程で食欲不振，嘔吐，下痢，全身倦怠感，末梢神経障害，味覚異常，口内炎，骨髄抑制，貧血，肝機能異常，腎尿細管障害，出血，脱毛，浮腫などのさまざまな副作用が出現するために，中断を余儀なくされるケースが多くみられる．漢方薬はそれらの副作用を軽減し，かつ免疫系を賦活して患者の抗病力を高める．化学療法・放射線療法を実施する際には，治療開始以前から副作用予防的に漢方薬を服用するとよい．なお，全身倦怠感については「Ⅱ-7. 術後の回復」を参照されたい．

慢性疾患の場合は，年齢を考慮して漢方薬を選択することが多いが，化学療法で使用するような急性疾患の場合には，年齢についてさほど考慮する必要はない．化学療法で使用する漢方薬は，抗がん剤の種類によっておおまかには決まっている．

1 抗がん剤の副作用対策

一般的には**十全大補湯**が抗がん剤の副作用として現れる全身倦怠感・骨髄抑制に対応できるということでよく使用される．とりわけランダ，ブリプラチンやエンドキサンなどの骨髄抑制（白血球抑制）に対して使用され，ランダ，ブリプラチンによる腎障害の保護にも効果を示す（図1）．胃腸症状が強い場合には**補中益気湯**などを用いるとよい．

タキサン系薬，エルプラットなどによる末梢神経障害には**牛車腎気丸**が有効である．さらに効果を上げるために，ブシ末を加味することもある．

トポテシン，カンプトの下痢には，化学療法後すぐに現れる

処方一覧表

漢方薬	特徴
十全大補湯(48)	全身倦怠感，骨髄抑制 免疫力増強・腫瘍転移抑制効果
補中益気湯(41)	胃腸症状が強い場合は補中益気湯
牛車腎気丸(107)	アブラキサン，エルプラットなどによる末梢神経障害を改善
半夏瀉心湯(14)	トポテシン，カンプトによる下痢を改善

急性の下痢と，しばらく経ってから現れる遅発性の下痢がある．こうした下痢には**半夏瀉心湯**がよい（図2）．

2 放射線療法の副作用対策

放射線療法による食欲不振，骨髄抑制には**十全大補湯**を用いるとよい．口内炎や痔などの粘膜障害にも効果を示す．

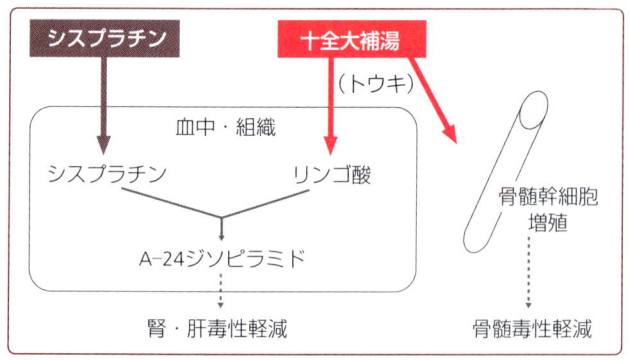

図1 十全大補湯のシスプラチン毒性軽減機序
（Sugiyama K et al：Biol Pharm Bull **18**：544-548, 1995；Sugiyama K et al：Biol Pharm Bull **18**：53-58, 1995）

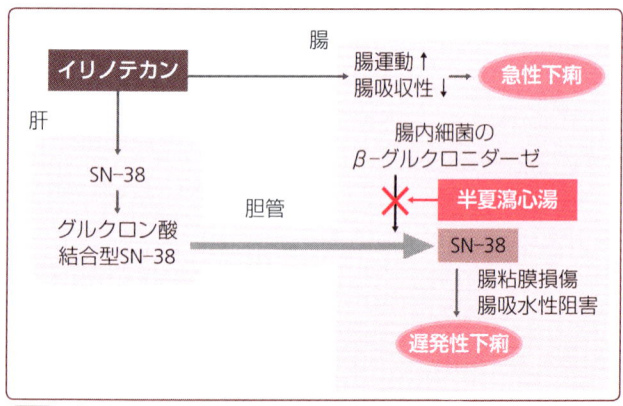

図2 半夏瀉心湯の作用機序
（Kase Y et al：Jpn J Pharmacol **75**: 407-413, 1997；Narita M et al：Xenobiotica **23**：5-10, 1993）

6. 化学療法・放射線療法の副作用軽減

実践！ 患者さんがやってきた

■症例1■

患　者 68歳，男性，無職，173 cm，60 kg（体格普通）

> 小細胞肺がんでトポテシンを投与中．5日目にひどい下痢が現れた．2クール目頃から体力が低下した．3クール目に入るのが不安である．下痢と体力の低下を改善したい．

ざっくり方針 化学療法により現れる下痢には漢方薬が著効を示すので，漢方薬を投与する．

処方薬を決定する 手術はせずに化学療法のみの治療である．抗がん剤によっては相性のよい（著効を示す）漢方薬があり，トポテシンに対しては**半夏瀉心湯**が効果的である．

半夏瀉心湯にはオウゴンが含まれ，オウゴンのバイカリンがイリノテカンの代謝物のグルクロン酸抱合がはずれるのを防ぐ働きをする．腸管からの再吸収を妨げ，イリノテカンの腸管循環を防ぐことで長引く重篤な下痢の予防に効果を示すとされる．同じくオウゴンを含む**黄芩湯**に関しても下痢を止める作用が報告されている［Lam W et al：Sci Transl Med **2**(45)：45 ra 59, 2010］．

処方箋 半夏瀉心湯（14）　1日3回，トポテシン
＊トポテシン3クール目の開始2〜3日前から投与

経　過 漢方薬服用（通常量）開始後，下痢はみられなくなった．

Ⅱ．西洋薬と漢方薬の併用で相乗効果が得られる疾患／症状

■ **症例2** ■

患者 55歳，男性，168 cm，64 kg（体格普通）

胃がんの手術をしたが，半年後に転移が見つかったためタキソールを開始．手先や足先に痺れが強くなってきた．手先，足先の痺れを改善したい．

ざっくり方針 化学療法は必須であるので，副作用を緩和する漢方薬を併用する．

処方薬を決定する エルプラットやタキソール系の抗がん剤により引き起こされる末梢神経障害には**牛車腎気丸**がよい．また，**牛車腎気丸**は糖尿病性の神経障害にもよく用いられる．含有成分のブシが，κオピオイド受容体を介して下行性抑制系経路を遮断することで効果を示す．

牛車腎気丸にはジオウが含まれているため，胃腸虚弱者には食欲不振や胃もたれを起こす可能性がある．この場合は，**桂枝加朮附湯**や**真武湯**のようにブシを含み，逆にジオウが含まれない他の漢方薬を選択する．

処方箋 牛車腎気丸（107） 1日3回，タキソール

経過 痺れが徐々に軽減し，化学療法は予定どおり終了した．

達人のつぶやき

☑ 漢方薬によるがん治療を要望する患者もいるが，がん治療においては漢方薬はあくまでも補助療法であり主役にはならない．むしろ，標準治療がきちんと完遂できるためにうまく利用すべきである．

☑ 倦怠感，食欲不振の改善などを図り，QOLの低下を最低限にして化学療法を乗り切るように励ます．そうして患者の苦しみを分かち合うことで患者の気持ちが明るくなることは免疫能の増強にもつながる．

II. 西洋薬と漢方薬の併用で相乗効果が得られる疾患/症状

7 術後の回復

西洋薬の問題点

- 食欲不振や倦怠感，腹痛など術後にみられる症状全般に効く薬剤はない
- 身体への負担が心配なのでなるべく薬剤の服用は避けたい

ポイント　どの漢方薬を選ぶか!?

- 術後の体力回復・免疫力増強に，漢方薬の補剤は非常に有効
- **四君子湯，補中益気湯，十全大補湯**は食欲を増進し基礎体力を改善する
- 胃腸虚弱には**四君子湯**，倦怠感には**補中益気湯**，貧血には**十全大補湯**を用いる
- 術後イレウス予防・治療の第一選択薬は**大建中湯**，辛くて飲みづらい時は**小建中湯**

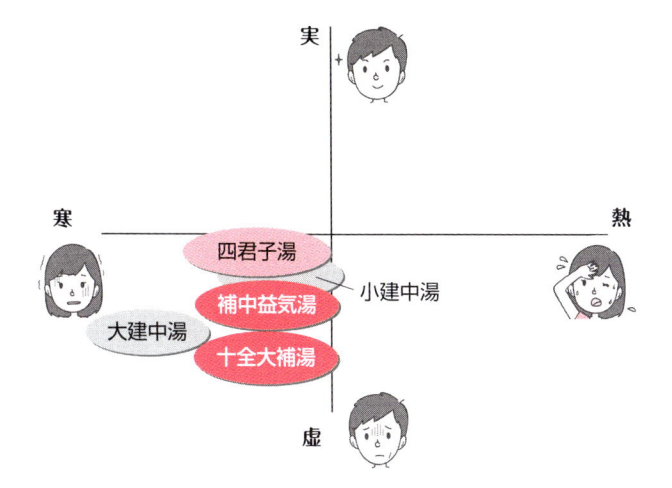

寒　　　　　　　　　　　　　　　　　　　　熱

- 四君子湯
- 補中益気湯 ／ 小建中湯
- 大建中湯
- 十全大補湯

実／虚

Ⅱ. 西洋薬と漢方薬の併用で相乗効果が得られる疾患／症状

　外科手術は身体への侵襲性が高く，術後に患者の体力が著しく低下することが多いが，術前から漢方薬の服用を開始し，術後も服用を継続することで，患者の体力増強に役立つ．漢方薬は胃腸機能を改善して患者の食欲を回復させるとともに，免疫系を賦活して抵抗力を向上させ，抗腫瘍効果も期待できる．

　また，術後の回復で漢方薬を使用する場合は，「体力がどのくらいあるか」が重要である．消化管を切る手術の場合は栄養が全身に行き渡らなくなるため体力が大きく低下する．また，乳がんや肺がんの手術のように消化管を切らない場合でも，化学療法を行うと体力が落ちる．

1 体力がある程度温存されている場合（消化管を切らない手術など）

　消化管を切らない手術の術後の回復には，**十全大補湯**と**補中益気湯**がよく用いられる．化学療法で倦怠感が顕著な場合は**補中益気湯**を，さらに貧血傾向の顕著な場合は**十全大補湯**を選択する．また，体力が著しく落ちている場合には**補中益気湯**よりも**十全大補湯**を選択することが多い．

　十全大補湯は化学療法中では白血球の減少を抑制する作用があり，術後の回復に関する研究は多数報告されている．皮膚の乾燥，脱毛および爪の変形に関してはあまり報告がないものの，臨床では重視されている．いずれも長期服用が可能であるが，**十全大補湯**には胃腸障害を引き起こしやすいジオウが含ま

処方一覧表

手術部位	漢方薬	みられる症状				
		食欲不振	腹部膨満感	倦怠感	冷え	貧血
消化管以外の手術後	補中益気湯(41)	●		●		
	十全大補湯(48)	●		●	●	●
	四君子湯(75)	●	●			
消化管手術後	大建中湯(100)		●		●	
	小建中湯(99)					

れているため，もし服用中に胃腸症状の副作用が現れた場合には他の処方に変更する．

2 体力が著しく落ちている場合（消化管手術後など）

開腹手術後，消化器手術後のイレウス（腸管閉塞・狭窄・運動障害・癒着など）に対しては**大建中湯**が有効であり，第一選択薬となっている．**大建中湯**は術後の回復を早めることが示されている．

大建中湯はカンキョウ・サンショウといった温熱性の生薬を含む処方であり，腹部の冷え・腹部膨満感を伴う患者に適している．冷えの所見がみられない場合には，漫然と長期にわたって服用することは避けたほうがよい．

大建中湯にはサンショウが入っており，辛くて飲みづらいという患者がいる．この場合には**小建中湯**がよい．**小建中湯**は消化吸収能力を回復して栄養状態を改善する．膵臓がんの術後などで体重減少，体力の低下が著しく，下痢をする場合などにはよい適応になる．

その他，食欲を回復するには**人参湯**，**四君子湯**，**六君子湯**などを使う（☞「Ⅰ-3．食欲不振」参照）．

胃腸の働きを改善する漢方薬にはショウキョウ（生姜）の入るものが多いが，胃を切除した患者でショウキョウの辛みがつらいという人がいる．この場合には**四君子湯**の煎じ薬にしてショウキョウを除くか，エキス製剤では**啓脾湯**にはショウキョウが入らないので，こちらを用いてもよい．

Ⅱ．西洋薬と漢方薬の併用で相乗効果が得られる疾患/症状

実践！ 患者さんがやってきた

患者 58歳，女性，無職，156 cm，44 kg（痩せ型）
術後化学療法後の全身倦怠感

> 8ヵ月前に右の乳がんの手術をした．ステージは2Bで，乳がんの温存療法とリンパ節の郭清を行った．その後，化学療法（エンドキサン，ワンタキソテール）を6回行った．化学療法中に体重が6kg減り，髪の毛はすべて抜け，倦怠感がある．全身倦怠感だけでも緩和したい．

ざっくり方針 化学療法による倦怠感に効く西洋薬はないので，多方面で効果を示す漢方薬を投与する．

処方薬を決定する 術後の化学療法は必須であるが，倦怠感をはじめ多くの症状が現れる．化学療法により現れる脱毛および爪の変形は，血液が運ぶ栄養が全身に十分に行き渡らないこと（血虚）が原因と考えられる．

本症例は，58歳と高齢ではないこと，また乳がん手術は消化管を切らない手術であることから，体力はあると判断される．倦怠感が顕著にみられることから，**十全大補湯**が適していると考えられる．**十全大補湯**は脱毛に対する効果も示されている．もし，乳がんの術後に化学療法を行わない場合は**補中益気湯**で十分であると考えられる．

処方箋 十全大補湯（48） 1日3回

経過 倦怠感はあまり感じられなくなってきたが，引き続き漢方薬の服用を続ける．

達人のつぶやき

- ☑ がん患者からしばしば「どれくらい漢方薬を服薬するのか」との質問がある．再発・転移を心配しての質問であるが，再発・転移を予防するためには自分の免疫能だけが頼りである．
- ☑ 漢方薬は基礎免疫能を上げるので，再発・転移予防目的では5年間を目安に，また，乳がんなど経過の長いものは10年間服用してもらう．

Column

保険診療での漢方

　今では漢方薬は保険で自由に使えるようになったが，初めて保険収載されたのは1967年である．この時は4処方のみであった．1976年には41処方が収載され，その後徐々に増え，現在では147処方に**紫雲膏**を加えた148の製剤が保険収載されている．このうち一番古いものは**葛根湯**など，1800年前の『傷寒論』に記載されていたものであるが，一番新しい**七物降下湯**は1952年に大塚敬節が創方したものである．漢方というと古くさいイメージがあるかもしれないが，古い薬と新しい薬では実に1800年の開きがあるのである．日本で開発されたものも多いが，華岡青洲の作った**十味敗毒湯**と**紫雲膏**は今でもよく使われる薬である．

II. 西洋薬と漢方薬の併用で相乗効果が得られる疾患/症状

8 慢性肝炎

西洋薬の問題点

- インターフェロンや抗ウイルス薬(レベトール，テラビックなど)が使えない
- インターフェロンや抗ウイルス薬の効果が不十分である
- インターフェロンの副作用が心配である．また，抗ウイルス薬との併用により副作用発現頻度がさらに高まる
- 検査値は正常だが倦怠感やイライラなどの不定愁訴がみられる

ポイント　どの漢方薬を選ぶか!?

- ◆ **補中益気湯**や**柴胡桂枝湯**は，肝機能障害改善効果を有する
- ◆ **茵蔯蒿湯**，**茵蔯五苓散**は黄疸を治療でき，肝細胞保護・肝線維化抑制効果も発揮する

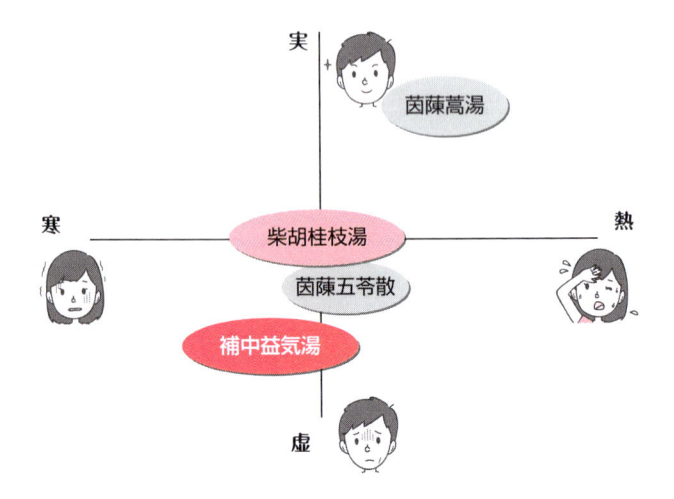

```
                    実
                    ┃
                    ┃   茵蔯蒿湯
                    ┃
寒 ─────── 柴胡桂枝湯 ─────── 熱
                 茵蔯五苓散
                補中益気湯
                    ┃
                    ┃
                    虚
```

8. 慢性肝炎

　日本においては慢性肝炎のほとんどがウイルス性であり，約75％はC型肝炎ウイルス，約15％はB型肝炎ウイルスによるといわれる．治療はインターフェロン(IFN)や抗ウイルス薬を主体としてウイルスを駆除し，肝庇護薬を用いて炎症・線維化を抑制する．近年，C型肝炎では標準治療としてPEG-IFNとリバビリンの併用療法が用いられるようになり，高い著効率が得られるようになった．しかし，IFNや抗ウイルス薬が使用できない例，あるいは不応例も多くみられたり，あるいは肝機能検査の数値に異常がないのにもかかわらず倦怠感・イライラなどの不定愁訴に悩む患者がいたりするなど，慢性肝炎の治療において憂慮する場面は多い．慢性肝炎に直接効果を示す漢方薬はないが，肝臓がんや肝の線維化が進展するのを防ぐ目的で漢方薬は使用される．慢性肝炎で使用される主な漢方薬は，**補中益気湯**と**柴胡桂枝湯**である．

1 肝機能障害の改善

　補中益気湯は倦怠感が強い慢性肝炎によく用いられる．肝機能自体にはそれほど影響はないが，長期間服用することで肝硬変への移行や肝臓がんへの進展を防ぐことが期待されている．**補中益気湯**は，肝臓の伊東細胞に働いて肝の線維化を防ぐ役割がある．長期服用しても問題はない．また，ウルソや強力ネオミノファーゲンシーと併用しても問題はない．

　小柴胡湯では，肝硬変から肝臓がんへの進展が抑制されたというエビデンスがあるが，間質性肺炎が問題視されてからは血小板数が10万/μL以下の慢性肝炎に対しては禁忌となった．

処方一覧表

疾患	漢方薬	みられる症状					
		食欲不振	便秘	倦怠感	黄疸	排尿障害
慢性	補中益気湯(41)	●		●		
	柴胡桂枝湯(10)	●				
急性	茵蔯蒿湯(135) 茵蔯五苓散(117)		●		●	●

小柴胡湯が使われにくくなってからは柴胡桂枝湯がその代わりに使われることが多い．柴胡桂枝湯は食欲不振があり，心窩部から季肋部が張って苦しく，腹直筋が攣急するものに適している．慢性 B 型肝炎では柴胡桂枝湯によりセロコンバージョンが起きた例が報告されている．

2 急性肝炎（黄疸など）

急性肝炎で黄疸をきたした場合は，茵蔯五苓散，茵蔯蒿湯が用いられる．利胆作用，肝線維化抑制作用，肝細胞保護作用，下剤作用もあることが報告されている．

Column

漢方の安全神話が崩れた日

1996 年 3 月 2 日の朝日新聞第一面は漢方専門家たちにとって激震が走った日として記憶に残っている．「漢方薬副作用で死者 10 人」という見出しであった．内容は小柴胡湯の副作用で 1994 年以降 88 人が間質性肺炎を起こし，うち 10 人が死亡した，というものであった．

この記事は漢方薬が安全だという患者および医師の認識を大きく変えた．漢方専門家の中には，「慢性肝炎＝小柴胡湯」という病名投与による誤用の結果であり，副作用ではないと主張するものもいたが，証に従って使っていても起こりうるⅢ型・Ⅳ型アレルギーの結果であることがわかった．頻度は2 万例に 1 人と推測されており，きわめて低いうえ，どのような人に起こるのか予測がつかない．

ただし肺に基礎疾患のある高齢者はハイリスクとされ，また好発時期も 2 ヵ月くらいということがわかっている．

その後，漢方薬の適正使用の必要性が強調されるようになった．

8. 慢性肝炎

実践！ 患者さんがやってきた

患 者 64歳，女性，パート，152 cm，60 kg（肥満）

> 40歳の時にC型慢性肝炎と診断された．52歳の時にIFNを半年間投与したもののウイルスは消えなかった．その後，IFNの新しいプロトコルを勧められたが，IFNの副作用が辛かったので拒否した．現在はウルソを1日3錠，強力ネオミノファーゲンシー 40 mLを週3回静注している．肝機能検査はAST 84 IU/L，ALT 64 IU/L，血小板数6.6万/μL．最近倦怠感が強く，日常生活に支障をきたすようになってきた．

ざっくり方針 肝機能検査値も高く倦怠感も強く訴えているが，IFNの投与は拒否しているので漢方薬を処方する．

処方薬を決定する 慢性肝炎には**補中益気湯**と**柴胡桂枝湯**がよく使用される．慢性肝炎に対して漢方薬を処方する場合は，患者情報（体力の有無，年齢など）と患者の訴えを総合的に判断する．この患者はそれほど虚弱とはいえないが，全身倦怠感を強く訴えているので**補中益気湯**が適切であると考える．

処方箋 補中益気湯(41)，ウルソ　1日3回
　　　　 強力ネオミノファーゲンシー　週3回

経 過 4週間後，倦怠感が徐々にとれてきて，3ヵ月後には日常生活に支障がなくなった．今では外出しても疲れが残らない．肝機能もAST，ALTとも50 IU/L前後で安定している．

達人のつぶやき

- ☑ 慢性肝炎に対して**小柴胡湯**が病名投与された時代がある．その結果，間質性肺炎による死亡例が出現し，今では IFN 製剤と**小柴胡湯**の組み合わせ，ならびに慢性肝炎でも血小板数が 10 万/μL 以下の場合は**小柴胡湯**が禁忌である．漢方の適正使用につながる貴重な経験であったが，**小柴胡湯**の肝硬変から肝臓がんへの化学予防の研究が生かされている．
- ☑ **柴胡桂枝湯**も**補中益気湯**もサイコを含む漢方薬であるが，サイコには細胞免疫を賦活化してウイルスを抑制する効果がある．

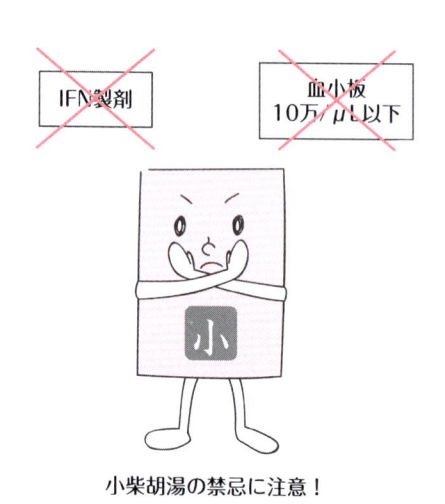

小柴胡湯の禁忌に注意！

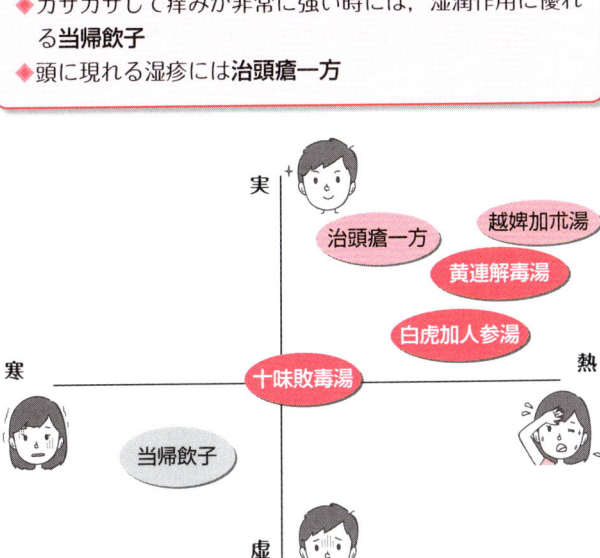

Ⅱ. 西洋薬と漢方薬の併用で相乗効果が得られる疾患 / 症状

9 湿疹，アトピー性皮膚炎

西洋薬の問題点

- 全身に症状が現れ外用剤では対応しきれない
- 対症療法ではなく原因療法（体質改善）をしたい
- 皮膚の痒みの他，加齢に伴う皮膚の乾燥も改善したい

ポイント　どの漢方薬を選ぶか!?

- 痒み・発赤が強い人の第一選択薬は**黄連解毒湯**．ただし，肝機能障害，間質性肺炎に注意
- のどの渇きやほてりがあれば**白虎加人参湯**，患部の赤み，腫れが強ければ**越婢加朮湯**
- 分泌物やびらん，痂皮形成がみられれば**十味敗毒湯**
- カサカサして痒みが非常に強い時には，湿潤作用に優れる**当帰飲子**
- 頭に現れる湿疹には**治頭瘡一方**

Ⅱ. 西洋薬と漢方薬の併用で相乗効果が得られる疾患/症状

アトピー性皮膚炎は免疫が介在する皮膚炎である．皮膚病変は軽度な紅斑から重度の苔癬化までさまざまであるが，瘙痒が主症状となり，治療にはステロイド外用剤が広く用いられている．悪化因子の除去，保湿スキンケア，薬物治療が基本となるが，ステロイドによる副作用もあるうえ，難治性で遷延する患者が多く，局所のみならず全身の体質改善を図ることのできる漢方薬をうまく治療に活用することで奏効するケースが多くみられる．免疫調整，体力増進，皮膚バリア機能向上効果により，ステロイド減量も可能である．ステロイド治療が難治性の場合，漢方薬を用いても治癒まで時間がかかるが，あらかじめその旨を患者に伝え長期（年単位で）服用させることが重要である．

エビデンスは少ないが，湿疹に対して漢方薬を処方する場合は，「体力の有無」，「皮疹の性状」を踏まえて判断する．

1 比較的体力がある

[A] 赤みと熱感が強い

アトピー性皮膚炎で赤みが強く熱感がある場合，のぼせや紅潮，イライラ傾向がみられる場合には**黄連解毒湯**がよい．また，痒みを抑える作用もある．のどの渇きやほてり，熱感が顕著な場合には，**白虎加人参湯**を用いる．アトピーで熱感が強い場合は冷たくして服用する．

[B] 患部が水っぽい

痒疹や湿疹が水っぽい場合，浮腫や尿量減少を伴うような場

処方一覧表

漢方薬	みられる症状			
	赤み・熱感	じゅくじゅく	乾燥	頭皮での症状
黄連解毒湯(15)	●			
白虎加人参湯(34)	●			
十味敗毒湯(6)		●		
越婢加朮湯(28)	●	●		
当帰飲子(86)			●	
治頭瘡一方(59)				●

合は**越婢加朮湯**が効果的で，しばしば**十味敗毒湯**と組み合わせる．この組み合わせは痒疹にも有効である．

[C] 頭皮の湿疹

脂漏性湿疹など頭皮に主に現れる湿疹には**治頭瘡一方**を選択する．

2 体力が中等度

[A] 化膿・腫脹

化膿・腫脹を伴う隆起性の炎症がみられる時には，**十味敗毒湯**を用いるとよい．**十味敗毒湯**は華岡青洲の創方で皮膚疾患に幅広く用いられる．

[B] 乾燥・瘙痒

高齢者の乾皮症で冬になると乾燥により皮膚瘙痒がある場合，虚弱で冷え症の人でカサカサして瘙痒が強い場合には，湿潤・止痒作用をもつ**当帰飲子**を用いる．

3 皮膚は体調の表れ

アトピー性皮膚炎の漢方治療ほど複雑なものはない．1つには，アトピー性皮膚炎といっても悪化要因はさまざまであり，それに対応する漢方薬も多様だからである．まずは皮膚の状態に応じて症状を緩和する治療を選択する．主だったものはここにあげたものであるが，他にも**消風散**や**柴胡清肝湯**など使うものは多くある．

症状がある程度コントロールできたら体質改善的な漢方薬を使うが，これはその患者の弱い点を補強することが目的であるため，証に応じて使う．患者には漢方で中からも治すが，基本はスキンケアであることを説明し，いたずらにステロイドを恐れず適正使用と保湿の徹底を促す．また，油もの，甘いものは皮疹を悪化させるので過量摂取を控えるように指導する．十分な睡眠で疲れをとり，規則正しい生活をすることで体調を整えることが皮膚疾患を改善する早道である．

Ⅱ．西洋薬と漢方薬の併用で相乗効果が得られる疾患/症状

実践！ 患者さんがやってきた

患者 65歳，女性，主婦，156 cm，52 kg（体格普通）

> 2年前から両下肢に十円玉大の湿疹が出現するようになった．表面からは滲出液が出てじくじくしたり，かさぶたが繰り返されているが，現在はじくじくしている．皮膚科を受診したところ，貨幣状湿疹と診断され，リンデロン-VGの外用剤が処方された．塗布している時はよくなるが，塗布しないとすぐに再発する．2年間この状態が変わらないため，根本的な治療を希望している．

ざっくり方針 西洋薬では対症療法でしか対応できないので，根本的に治療するために漢方薬を処方する．

処方薬を決定する 表面からは滲出液が出てじくじくしているので**十味敗毒湯**を処方する．ステロイド外用剤はすぐに中止しないように注意した．

処方箋 十味敗毒湯(6)　1日3回
　　　　　リンデロン-VG　症状発現時

経過 症状は一進一退を繰り返しながら徐々に改善している．3ヵ月後には，下腿に数ヵ所症状は現れるが，大腿部の湿疹は消えた．6ヵ月後，下腿の湿疹も薄くなり，リンデロン-VGの塗布の量・回数とも漸減し，1年間の服薬で完治した．

　なお，寛解期には**補中益気湯**などの補益剤を用いると，皮膚のバリア機能の改善に効果があり，ステロイドの使用を減量しうる．

達人のつぶやき

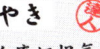

☑ 皮膚疾患は慢性のものが多く、治療に根気がいる。時には半年以上かかる場合もある。体外からの適切なスキンケア、体内からの漢方治療と食事をうまく組み合わせることで治療効果が高まりやすい。食事は一般的に油ものと甘いものを制限してもらい、その他、特定の食物で悪化する場合にはその食物を避けることが重要である。

☑ こと皮膚疾患に関しては、この症状にはこの薬でなければならないというものはない。症状に合わせてそのつど処方を変更する。ちまたの医師で「漢方薬で体内の毒をすべて出しつくすために一時的に悪化する」という人もいるが、症状の悪化がみられたら処方を変更すべきである。

Column

中庸が大事

漢方の診断で一番重要なのは「虚実」である。虚実はどちらがよいというのではなく、漢方専門医が一番重んじるのは「中庸」である。その点で漢方はバランスの医学ともいえる。一般的には体力のない虚証よりも実証のほうがよいと思われがちである。実証の人は食欲旺盛で、徹夜をしても平気であり、人の倍くらい働く人もいる。しかしながら実証の人はとかく無理をし過ぎてそれがあだとなり、大病をしたりする。それに対して虚証の人は体力がなく、自分が思ったように働くことができない。中には自分の体力がないことにコンプレックスを抱いている人もいる。しかし体力がなく、細かい症状がいろいろとある人が、健康に気をつけて長生きする場合も多い。それでも自分に自信がもてない人に対しては大塚敬節の言葉で励ます。「ひび割れた茶碗も大事に使えば長もちするから」と。

Column

生体をシステムとしてとらえる

漢方薬は複数の生薬が組み合わさるため非常に複雑であり，科学的ではないと思っている人がいる．たしかに近代科学は要素に分解していってその作用を説明する要素還元論的考えで発展してきた．しかしながら標的が明らかな化合物であったとしても，そこだけに働くということはない．たとえばある酵素を阻害すれば，生体そのものが一気に動いてさまざまな生体反応を起こす．時にはまったく別の臓器で思わぬ副作用を起こすこともある．たとえていうならば，池に石を投げると波紋が広がっていくのに似ている．化合物自体の標的は1つであっても，生体はシステムとして働いているのである．漢方では目標としていた症状とまったく違う症状が改善することもしばしばある．頭痛の治療をしていたら便秘が改善したなどである．もともと生体をシステムととらえ，バランスを整えることを重要と考える漢方では，ちっとも不思議ではないことなのである．

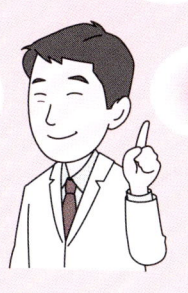

Ⅲ

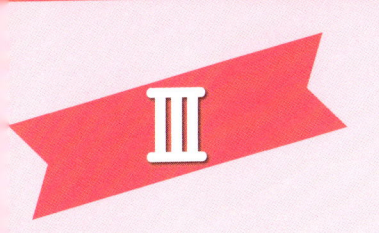

漢方医学とは

気血水　六病位　四診　証

III. 漢方医学とは

1 漢方医学の本質

1 漢方とは

「漢方」という言葉そのものは，江戸時代にわが国で造られたものであり，「蘭方」が入ってきた時にそれまで自国で行ってきた医学を称して「漢方」と名付けたのが始まりである．その名の示すとおり，元来漢方医学はわが国の国家成立時に朝鮮半島経由で中国から伝来したもので，古代中国の医学が確立した漢の時代にその端を発す．

しかし日本に伝来してまもなく，わが国独自の発展を遂げることとなった．その背景には生薬原料が思うように入手できないことから自国の生薬で代用したり，量を減らしたり，という工夫が必要であったことが推測される．江戸時代に書かれた貝原益軒の『養生訓』には，すでに生薬の量が日本では中国に比べ少ないという指摘がなされている．

さらに現在の医療制度の違いにより，日中韓の伝統医学は源流を一にしながらも，その内容はかなり異なったものになっている．

2 統合医療の世界モデル＝漢方

わが国では漢方医学はいまや医師の90％が日常診療に使用する時代に突入した．そして80％の医師が「西洋薬と漢方薬を併用して使用する」と答えている．こうした事情は日本独特のことである．なぜならば，他の伝統医学を重んじる多くの国では西洋医学の医師免許と伝統医学の医師免許が2つに分かれているのに対し，わが国では1つの医師免許のもとで，東西両方の医学を扱うことができる．

たとえばロボット手術の後に**大建中湯**を処方する．化学療法の副作用を漢方薬で軽減するなど，先端医療と伝統医学を組み合わせることで治療の幅が大きく広がる．こうした恩恵にあず

かることができるのは日本だけである．今後もますます東西医療の長所を取り入れた新しい適応が生まれてくるであろう．

3 全人的包括的医療としての漢方

漢方の特徴は3つある．

[A] 個別化医療

漢方医学はオーダーメード医療であり，同じ西洋医学の病名でも漢方医学的診断「証」が異なれば違う治療となる．これを端的に表す言葉として「異病同治」と「同病異治」がある（☞ p124, Column 参照）．

[B] 患者主観重視の医療

漢方は徹底的に患者目線で，患者の主観を重んじる．

[C] 全人医療

漢方では，表に出ている複数の症状がつながりをもって解釈できることがある．たとえば頭痛，浮腫，乗り物酔い，下痢が「水毒」という漢方医学的解釈で理解でき，治る時も同時に治ることがある．一見異なった症状が実はつながっていて，同時に治るということがありうるのである．

このような意味において，漢方は「患者中心の逃げない医療」である．人間を対象にしていて，病気を対象としているのではない限り，あらゆる病状が対象となる．老若男女を問わず対象としているのが漢方の特徴である．時には親子三代にわたって診療することもあり，患者ならびに家族に寄り添う医学として使って欲しい．

4 超高齢化社会における漢方の役割

超高齢化社会を迎えたわが国の医療が，生産者層を支えてきた臓器別専門医療だけでは立ち行かなくなっている現状は誰もが感じているところであろう．

高齢者では，どこか1つを治療すればいい，というものではない．病は複数の臓器にまたがっていることが多く，不可逆的な異常も多い．医師は「加齢ですから」という一言で済ませてしまうことも多いが，苦痛と向き合う患者にとってはつらい．

その点，漢方は病をみる医学ではなく，人をみる医学である．西洋医学的にはやりようがなくなっても，漢方は最後まで向き合う．それは人間と向き合っているのであって，病と向き合っているのではないからである．もちろん，脊柱管狭窄症などの物理的な変形を正すことはできないが，症状緩和には役立つ．加齢によるものであろうと，がんの緩和ケアであろうと，生きている限り快適に過ごせるように支援するのが漢方の役割である．また，「心身一如（しんしんいちにょ）」というように，精神と身体を1つのものと考えることも漢方では重要である．**抑肝散**という薬で精神的な安定を図ったら，全身性エリテマトーデス（SLE）の活動性が下がったりすることもある．高齢者のうつは身体の不具合と切っても切り離せない．心身両面から漢方が支援するのである．

5 西洋医学と漢方医学との関連

現在世界保健機関（WHO）ではICD-10からICD-11への改訂作業を行っており，2012年5月にはICD-11のベータ版がリリースされた．そこにはICD-10からの大きな変更点の1つとして，伝統医学の新たな章が設けられ，漢方を含む日中韓の伝統医学の分類が加わった．

しかし，分類の仕方は東西医療でかなり異なる．すなわち西洋医学は病理診断であり，病気がどのようなものであるのかを分類するのに対し，漢方では人間の状態を分類する．たとえば地球儀の経線，緯線のようなもので，「肺がん」という病気をもっていてもいろいろな状態の患者がいる．適切な治療のためには経線，緯線の両方が必要であり，経線・緯線の交点に治療の目標がある，ということになる．

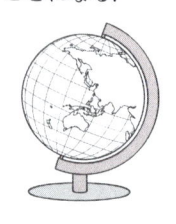

1. 漢方医学の本質

　日常の漢方診療を考えても西洋医学的診断は非常に重要であり，西洋医学的診断に基づいて，ある程度使われる漢方薬が限定された中で，「証」を当てはめ，治療を精緻化する．すなわち入口は西洋医学的診断もしくは症状で考えることが多い．たとえば慢性肝炎の患者が来院したとしよう．まずは慢性肝炎という西洋病名で使用する漢方薬はある程度限定される．その中で中間証で中等証でさらに便秘がないとなると**柴胡桂枝湯**という漢方薬が選択される．本書はそうしたコンセプトで書かれている．

6 漢方が適応となる疾患・適応とならない疾患

　一般的に漢方医学を西洋医学と極端に対比すると**表1**のようになる．しかしながら，実際には東西医学を駆使できるわが国では，西洋医学を中心に治療を組み立て，漢方をそこに追加する場合が多い．漢方薬が第一選択薬として使われる可能性があるのは**表2**のような場合である．

表1 西洋医学と漢方医学

西洋医学	漢方医学
分析的	全人的
客観性を重んじる	主観性を重んじる
臓器/細胞をターゲット	焦点は患者
効率を重んじる（公衆衛生学の進歩）	個人の重視（効率的ではない）
急性疾患（感染症）や外科手術に成果	予防医学，QOLの向上に成果

表2 漢方薬が第一選択薬として用いられる場合

- 西洋医学で診断の付かないもの
- 西洋医学で診断は付くが，決定的な治療のないもの
- 器質的原因がなく，機能的な異常によるもの
- 身体表現性障害など心身が互いに影響し合っているもの
- 西洋治療では副作用が強く，十分な薬が使えないもの
- 予防医学的目的で安全に長期に服用する必要があるもの

Column

「異病同治」と「同病異治」

「同病異治」というのは，たとえば同じ「風邪」を例にとっても，それを治療する漢方薬は**葛根湯**はじめ，**桂枝湯**，**麻黄湯**，**香蘇散**，**麻黄附子細辛湯**など，きりがないくらいあげられる．これはどういうことであろうか？　仮に同じ外因によって複数の人に病気が起こったとしても，個々の患者の体質によって病態，すなわち外因に対する個体の反応の様式はさまざまである．風邪に常用される漢方薬が多数存在するのはそれぞれの反応が異なるからである．

「異病同治」というのは，高血圧，腰痛，前立腺肥大，白内障，耳鳴といった複数の異なる疾患に対して，**八味地黄丸**という漢方薬が出される可能性があるということである．漢方薬が病名に対して投与されるのではなくて，その疾患をもっている人によって適応が決まるからである．

八味地黄丸という薬方の場合，下腹部の正中部分の力がないか，知覚が鈍麻している所見である小腹不仁という腹証を有して，胃腸が丈夫であり手足の冷え，もしくはほてり感があれば，西洋医学的病名がどうであれ**八味地黄丸**の対象疾患となるのである．

高血圧，腰痛，前立腺肥大，白内障，耳鳴などは高齢者であればいくつかはあてはまるであろう．これを西洋医学的に解決しようとした場合，内科，整形外科，泌尿器科，眼科，耳鼻科といった複数の科を受診して多数の薬剤が投与されるところであるが，漢方では**八味地黄丸**1つで事足りてしまうのである．

III. 漢方医学とは

2 証の考え方

1 漢方医学の診断「証」

　漢方がとっつきにくいと考えている医師が多い原因は，その独特の診断方法にあると考えている．いわゆる「証」の問題である．「証」とは何か？　「証」はかつて「症」とも書かれたが，この場合，西洋医学の「症状」と鑑別が紛らわしいので「証」に統一されている．

　症状とは，頭痛とか発熱とか人体に表れた個々の異常な現象そのものをいう．また，「症候群」という概念があるが，これはある病気に際して同時に出現する一連の症状の集まりを指す．

　漢方の「証」の場合，ある病的状態に際して出現する複数の症状の統一概念である点では，西洋医学の症候群という考えに類似している．ただし症候群の場合は，それが診断すなわち病名決定に際して重要な役割を演じるが，ただちに治療法の指示につながるものではない．漢方の「証」の場合，その決定には個人差も考慮される点が西洋医学との大きな違いである．さらに「証」の場合，それがただちに治療法の指示でもあるという点が大きな特色である（図1）．すなわち「証診断」というのは西洋医

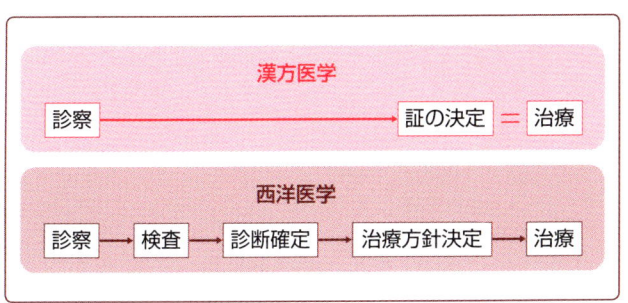

図1 漢方医学と西洋医学の診療の比較

学の病名診断，治療指示の二段階を一段階で行う操作である．

2 証の2つの要素

「証」は漢方の長い歴史の中で醸成されてきた経験知である．「証」を決める過程においては2つの重要な要素がある．

1. 薬剤が最大限の効果を上げる，という積極的な意味
2. 副作用を避ける，という消極的な意味

おそらく後者のほうがより目に見える形で「証」という概念を作り上げていったものと考えられる．たとえば虚証の人(体力がない人)はダイオウを含む漢方薬でひどい下痢や腹痛をきたす，ということはよく知られている．副作用はすぐに結果が出るのでわかりやすい．

3 漢方薬の保険適用には証が含まれる

漢方薬の保険適用には，①漢方の証(現代的表現)，②病名の2つが入っている．たとえば**大柴胡湯**の場合を**表1**に示す．保険適用をみるとその漢方薬の適応となる証の人がどのような人であるか大体わかる．

4 漢方の証の成り立ち

漢方の証には虚実，寒熱，六病位，気・血・水などがある．これらの関係を**図2**に示す．虚実，寒熱は漢方診断の基本であり，それらにより漢方処方が大幅に異なる．本書も虚実・寒熱を重視して編成されている．六病位は急性疾患の場合に，

表1 大柴胡湯の証と適応疾患

証	比較的体力のある人(実証)で，便秘がちで，上腹部が張って苦しく(胸脇苦満)，耳鳴，肩こりなどを伴うもの(実証で胸脇苦満がある人)
疾患	胆石症，胆嚢炎，黄疸，肝機能障害，高血圧症，脳溢血，蕁麻疹，胃酸過多，急性胃腸カタル，悪心，嘔吐，食欲不振，痔疾，糖尿病，ノイローゼ，不眠症

気・血・水は慢性疾患の場合に重要である．

[A] 虚　実（見返し参照）

虚実は平素の体力・体格を指す場合と疾病に対する生体応答を指す場合がある．この2つは大体一致するが，必ずしもそうではない．つまり平素の体力が実の人は疾病に対する反応も実の場合が多いが，虚の場合もある．逆に平素の体力が虚の人は病気に対する反応が虚であることが多いが，実の場合もある．

[B] 寒　熱（見返し参照）

患者の自覚によるものであり，必ずしも身体を測定して決定するものではない．たとえ体温の上昇がなくても患者が自覚的に熱感を訴え，顔色が赤味を帯びており，あるいは発汗傾向があれば「熱」であり，体温計で熱があっても本人が寒気を訴え青白い顔でガタガタ震えていれば「寒」である．

[C] 六病位

急性疾患では時間軸が大事であり，病気の進行を重視する．そのために用意されているのが六病位である（表2）．急性疾患を太陽病，陽明病，少陽病，太陰病，少陰病，厥陰病の6つの

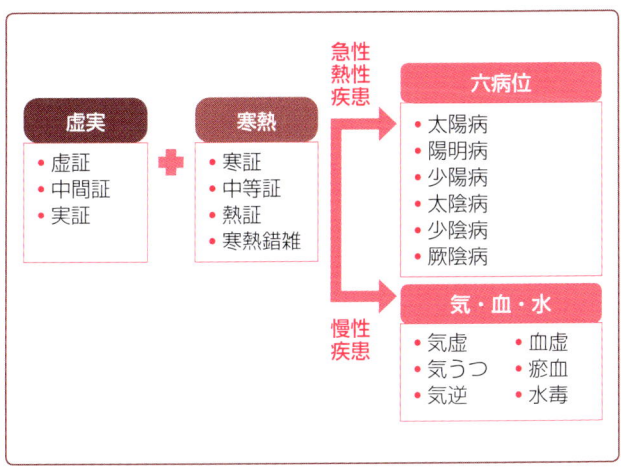

図2　漢方の証のロジック

ステージに分けてどのステージにあるのかが重要になる.

太陽→陽明と進むのは『傷寒論』に書かれたような消化器系の急性疾患の場合であって、インフルエンザのような上気道感染症の場合には太陽→少陽と進むので，太陽病期か少陽病期かの鑑別が非常に重要になる.

[D] 気・血・水

慢性疾患の場合には，時間はあまり影響を与えないことが多い．むしろ，その人がもっている異常を見つけ，歪みを正すことで治癒過程に導くのである．気・血・水のどれか1つだけの異常がある，という人はいない．それゆえに治療方法はいろいろあるのである．たとえば，慢性疾患は山登りのようなもので，ルートがいくつもあっても頂上にたどり着くことができるのである．

気・血・水は漢方における仮想的病因論であり，平生の体質と罹患時の変化が論じられている．病気の原因の1つは体内を流れ，また構成している気・血・水の異常によるものと考えている．気・血・水はともに体内を循環しており，それぞれがうっ滞，偏在することにより，さまざまな障害，疾患を引き起こすと考えられている（**表3**）.

表2 六病位（風邪を例にした場合）

陽病期	太陽病	風邪の引き始めで悪寒・頭痛など体表の症状が主
	陽明病	風邪がお腹にまで達して高熱が出る
	少陽病	風邪が呼吸器系に達して咳，痰が出始める
陰病期	太陰病	長引いて消化器機能が落ちてくる
	少陰病	体力が消耗して倦怠感が強い
	厥陰病	体力が落ちきって熱産生ができない重篤な状態

表3 気・血・水

		病態	症状
気の異常	気虚	根元の気(元気)が全身的に不足している状態とされ,その症状は胃腸機能低下などにより,全身的に体力,気力のない状態	元気が出ない,気力がない,身体がだるい,疲れやすい,食欲・意欲がない,日中の眠気など(特に食後眠くなる)
	気うつ	気は体内を循環しているが,その流れがうっ滞する状態	頭重感,のどがつまる,胸苦しい,不眠,四肢のだるさなど
	気逆	気の流れが逆行し,行き場を失った気が上につきあがってくる状態	のぼせ,動悸,頭痛,ゲップ,発汗,不安,焦燥感,顔面の紅潮など
血の異常	血虚	血液が栄養を運べなくなることによって起こる種々の障害	爪が脆い,髪が抜ける,貧血,集中力低下,こむら返り,過少月経など
	瘀血	循環障害,特に末梢循環障害によって起こる種々の障害	口渇,痔,月経異常,唇や舌の暗赤色化,色素沈着,静脈瘤,細絡,目の下のクマ,腹部所見など
水の異常	水毒	体内水分の偏在	めまい,立ちくらみ,頭重感,乗り物酔い,悪心,下痢,舌歯痕,浮腫など

III. 漢方医学とは

3 漢方の診察法

1 四 診

　漢方の診察は「四診」といわれる．望診・聞診・問診・切診がそれである(表1)．

　診察の流れからいうと，患者が入ってきて，①全身の体型・しぐさなどを観察し(望診)，②質問をしながら(問診)，③声のトーン・呼気の臭いなどの観察(聞診)をした後で，④舌診をし(望診)，その後で，⑤脈診と⑥腹診(切診)を行う．そして証を定めて処方を行う(表2)．

[A] 全身の体型・しぐさの観察

　まずは全身の体型で，おおよその虚実の当たりをつける．虚証の人は痩せているか，太っていてもむくんでいたり，脂肪太りで筋肉が少ない．また，皮膚に光沢がなく，しぐさも消極的である．実証の人は恰幅がよく筋力があり，皮膚に光沢があり活動的である(見返し参照)．

表1　漢方における四診

望	しぐさ，皮膚，舌(視覚)
聞	声色，呼吸(聴覚・嗅覚)
問	症状，病歴，既往歴，家族歴
切	脈診，腹診(触覚)

表2　漢方診療の流れ

① 全身の体型・しぐさなどの観察(望診)
② 質問(問診)
③ 声のトーン・呼気の臭いなどの観察(聞診)
④ 舌診(望診)
⑤ 脈診(切診)
⑥ 腹診(切診)
⑦ 証の決定と処方

[B] 質問（問診）

　問診は西洋医学的問診と大差ない．急性疾患においては六病位決定のために，病気になってからの時間と症状についてよく問診をする．特にインフルエンザなどの場合には，急激に症状の変化があるので要注意であるが，おおざっぱにいえば症状が出始めて2〜3日は太陽病期であり，3〜4日以降は少陽病期に移行する．また，咳・痰などの呼吸器症状，悪心などの消化器症状が出現したら少陽病期に移行したと考える．

　慢性疾患については気・血・水の異常に関する問診項目を漏れのないように質問する．西洋医学にあまりない質問項目としては，水毒を診断するための乗り物酔いとか立ちくらみの有無は必ず聞く．また便通は処方にダイオウを使うかなど，処方を決める時の参考になるので必ず聞く．また，尿量や飲水量も水毒徴候の参考になるので，必ず聞く．

[C] 声のトーン・呼気の臭いなどの観察

　声に力があるかどうかで虚実の判定をする．また呼気臭は昔は肺膿瘍などの鑑別に用いたようであるが，日常診療の中では胃酸臭やアンモニア臭などに注意する．また，しゃべり方や呼吸などもよく観察する．

[D] 舌　診

　舌はいろいろな情報を与えてくれる．舌のみかたは，①色，②湿潤度，③大きさ，④苔（厚さ・色）の順に観察し，⑤特徴的な所見（舌歯痕，舌下静脈怒張）を観察する（**表3**）．

[E] 脈　診

　脈診は細かいことをいうときりがないが，**表4**のポイントを押さえる．

[F] 腹　診（**図1**）

　腹診は日本漢方を特徴付ける診断法であり，室町時代から記録が残されており，江戸時代に現在のような腹診が確立した．一度腹診は実技を実習することをお勧めする．

　ポイントだけあげるが，西洋医学における腹部診察は内臓あるいは組織の病理解剖学的変化を見出そうとするのに対し，漢方医学における腹診は腹部に表れた生体の反応を観察する．し

たがって,西洋医学の腹診は膝を曲げて腹部の筋緊張をとった状態で行うのに対して,漢方医学の腹診は膝を伸ばしたままで行う.特徴的な所見を上から下にかけて観察し,最後に両膝を曲げて腹部の緊張を緩めた状態で胃部を叩いて,お腹がぽちゃぽちゃいうかどうかを観察する(心下振水音).

　腹診における虚実:腹診上の虚実を決める要素は2つある.1つは胸骨下縁と両側の最下肋骨が作る角度(肋骨角)が90°であればおおよそ中間証,90°より広ければ実証,狭ければ虚証である.また,胸骨から腹部への移行で,腹部が低位置にあれば虚証であり,膨隆していれば実証である.体格の虚実だけでは判断がつかず,腹部の虚実で処方を選択することも多々ある.

表3　舌のみかた

色	淡い紅色が正常である.貧血などにより白くなる.紅が強いまたは紫色を呈する場合などは瘀血の所見である.
湿潤度	適度に湿っているのが正常であり,脱水がないかどうかをチェックする.
大きさ	幅が口唇程度であれば正常.口唇よりも幅の大きい舌は,胃腸機能が低下して体力がない場合が多い.
苔	通常白い苔が付くが,急性疾患では太陽病期から少陽病期に移行したことを意味し,慢性疾患では胃腸機能の低下を表す.時に便秘により黄色い苔や黒い苔が観察されることがある.
特徴的な所見	①舌歯痕 ②舌下静脈怒張

表4　脈診のポイント

浮沈	脈が浮いている場合は病気の反応が表にあり,沈んでいる脈は病気が内にこもっている.
虚実	力のない脈は虚であり,力のある脈は実である.脈の虚実は全身の虚実と関連している.
数遅	脈拍数が多いのは数(さく)といい,脈拍数が少ないのは遅(ち)と表現する.

3. 漢方の診察法

心下痞鞕（しんかひこう） 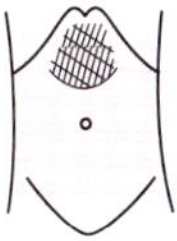
みぞおちがつかえる感じがして押すと抵抗がある

胸脇苦満 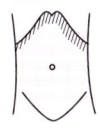
季肋下の抵抗．左右差のある場合もある

小腹不仁 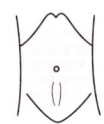
下腹正中に力がなく，押すと沈み込む

腹直筋攣急 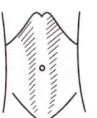
腹直筋の張り

正中芯 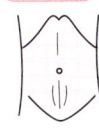
腹部正中を垂直に押して左右に手を動かすとコリコリしたものが触れる．解剖学的には白線．通常下腹部に触れるが，上腹部に触れることもある．

臍傍圧痛点 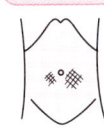
臍斜め下45°を一横指おいて1本の指で垂直に押すと痛みがある

胃内停水 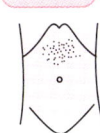
両膝を曲げて腹部をリラックスさせて拳を皮膚から離さずにリズミカルに上下させる．イメージとしては，胃内の胃液を空気が波打ち，共鳴して徐々に大きくなる感じ

腹筋動悸 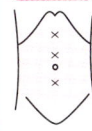
大動脈の拍動．通常でも強く押せば触れるが，強く拍動している場合には交感神経が亢進していると解釈する

図1 代表的な腹証

Column

腹診は日本独自の診察法

　中国や韓国にない診察法として腹診がある．これはもともと室町時代に治療として腹に手を当てた「按腹」がもとになっており，江戸時代に腹診として確立した．腹診法も江戸時代初期と中期では異なるが，現在のような腹診を確立したのは吉益東洞（1702〜1773年）といわれている．吉益東洞は「万病は腹に根ざす」といって腹診を重視したが，実際には腹診の書を残しておらず，その流れをくむ稲葉文礼と和久田叔虎によって著された『腹証奇覧』および『腹証奇覧翼』が現在の腹診のもととなっている．後漢時代の『傷寒論』にも腹診を思わせる記載はあるが，なぜか中国では廃れてしまっている．一説には儒教の教えで高貴な人に直接触れることが許されなかったためといわれている．

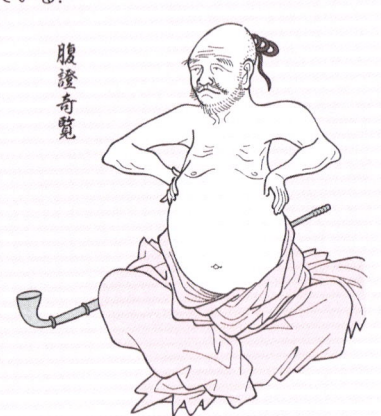

腹證奇覽

Ⅲ. 漢方医学とは

4 漢方薬を投与する際のコツ

1 煎じ薬と漢方製剤

　漢方薬の本来の形は煎じ薬である．葛根湯であればカッコン，マオウ，ケイヒ，シャクヤク，カンゾウ，タイソウ，ショウキョウの1日分の生薬量を混合して煎じる．通常煎じ薬は600 mLを40〜50分かけて300 mLに煎じ詰める．

　煎じ薬というと特殊なものと思われがちであるが，医師であれば誰でも煎じ薬を処方できる．一度処方してみるとそれほど困難でないことがわかるであろう．しかしながら日常診療では漢方製剤が一般的である．漢方製剤にはエキス製剤（顆粒・細粒）の他，カプセル製剤，錠剤，丸剤があり，それぞれに長所，短所がある（表1）．

表1 漢方薬の種類と長所・短所

	長　所	短　所
煎じ薬	・細かい調整が可能 ・複数の処方を重ねる時はカンゾウなどの量を加減できる	・調剤に手間がかかる，薬局内にスペースが必要 ・煎じる手間がかかる ・煎じる時に臭いが出る ・出張・旅行時など持ち運びに不便 ・生ものなので長期には保存できない ・味がよくわかるため飲みにくい人がいる
エキス製剤	・お湯に溶かすことも可能	・複数の処方でカンゾウなどが重複する
カプセル製剤	・飲みやすい	・数量が多い
錠剤	・飲みやすい	・数量が多い
丸剤	・飲みやすい	・八味丸Mなど限定される

2 漢方薬の服薬方法

[A] 通常の服薬方法

現在汎用されている医療用漢方エキス製剤は，一度煎じたものをスプレードライ製法によってエキス剤としたものである．そのため従来の煎じ薬の服薬法に準じるには，エキス製剤を通常 100 mL 程度の熱湯で溶かして人肌程度に冷ましてから服薬することが好ましい．ぬるま湯では溶けづらく，熱湯でもしばらくかき混ぜる必要があるため，時間に余裕をもって溶かす必要がある．複数の漢方エキス製剤を一度に服薬する場合には，それらを一緒に湯に溶かしても差し支えない．

[B] 冷たくして服薬する場合

湯に溶解する方法が困難な場合は，普通の粉薬のようにぬるま湯や水で，あるいはオブラートに包んで服薬してもよい．基本的には漢方薬は温める作用が期待され，大体の漢方薬は服薬してすぐに身体が温まるのを自覚する．しかしながら適応と漢方薬の種類によっては，冷たい水で服薬したほうがよいものもある．たとえば止血作用を期待して**黄連解毒湯**や**三黄瀉心湯**を服薬する場合や，アトピーで熱感が強く**白虎加人参湯**を服薬する場合などである．その他，悪心を止める目的で**小半夏加茯苓湯**を用いる場合は，温かいと悪心が増強するため冷やして少量ずつ服薬する．また，のどの炎症が強く**桔梗湯**を服薬する場合なども冷たくして服薬することで飲みやすくなる．

[C] 乳児の場合

服薬方法も時間も問わない．乳児の場合，①母親の指を濡らして薬をつけ，頬粘膜に何回にも分け塗りつける方法，②少量の熱湯を加えてスプーンで薬を押しつぶしてペースト状として，何回かに分けて服薬させる方法，③母乳保育中なら母親に漢方薬を服薬してもらい，母乳を介して服薬させる方法など，さまざまな工夫がある．施設によっては**五苓散**の坐薬などを作ってくれる薬剤部もあり，嘔吐下痢症で内服が不可能な場合には重宝する．

[D] 幼児・小児の場合

湯に溶かして冷まして，かつ薄めて風呂上がりや食事時にお茶代わりに飲んでもらって構わない．とにかく飲んでくれないことには始まらないので，好みの飲み物を添加したり，ゼリーに混ぜたりして飲ませる．錠剤，カプセルであれば飲める，という場合もある．

[E] 食欲が低下している場合

抗がん剤治療中や緩和ケアの現場などで食欲が低下している場合には1日量をまとめて湯に溶かして，飲める量を飲める時に服薬してもらう．少量でも腸管に達することで，腸内免疫が活性化し，全身免疫能が増強し，活力が回復する．

3 漢方薬の服薬時間

[A] 通常の服薬時間

通常，漢方薬の服薬は1日3回，食前（食事の30分前）あるいは食間（食事の2時間後）とされている．つまり空腹で飲むことが推奨されている．その理由の1つは，配糖体成分の代謝には腸内細菌の助けが必要であるためである．配糖体の糖部分は腸内細菌にとっては栄養分となっているため，自身の増殖のために必要である．しかしながら食後，腸内細菌に対する栄養分が大量に食事として流入した後では，漢方薬成分の配糖体の分解が促進されないことは容易に想像がつく．もう1つの理由は，胃酸のpHによって吸収に差が生じるためである．マオウのエフェドリンやブシのアルカロイドなどは胃酸によって吸収が抑えられ，急速な血中濃度の上昇が抑えられるため，副作用を軽減させることが知られている．食後はpHの変化により吸収が促進され，副作用の発現頻度が増えると考えられている．

[B] 食後に服薬する場合

しかしながら食後の服薬が好ましい場合もある．胃腸が虚弱で，副作用としての食欲不振，下痢などをきたすことがある．こうした場合，食後の指示とし，さらに少量から慣れてもらい，徐々に増量することもある．軽度の下痢をきたしてもしばらくすると慣れて下痢が止まることもよくあるので，少し慣れる期

間を置くことがコツである．このような場合には積極的に食後服薬とする．

4 漢方薬の服薬期間

[A] 短期の服薬でよい場合

漢方薬は即効性がないと信じられているが，表2からもわかるように，漢方薬の中の低分子成分はそのままの形で短時間のうちに吸収されるため，作用も短時間で期待できる．花粉症に用いられる小青竜湯が短時間で効果を発現するのはこのためである．その他，筋肉の痙攣に芍薬甘草湯を頓服的に用いて効果をあげている．また，上気道炎，片頭痛，月経困難症の腹痛，便秘などは，即効性を期待した漢方薬が用意されている．

[B] 長期の服薬が必要な場合

一方，長期に服薬しないと効果が現れない場合もある．長年患ってきた疾患，風邪を引きやすい，下痢をしやすいといった虚弱体質などの改善には時間を要する．症状の改善は1～3ヵ月で現れ始める．

アレルギー性疾患などにおいては，症状をとるための「標治療法」とアレルギー体質を改善するための「本治療法」に分けて治療計画を立てる．アトピー性疾患を例にとると，痒みをとる

表2 漢方薬の成分

	代表的な物質	吸　収	血中濃度のピーク
低分子成分	エフェドリン ショウガオール ペオニフロリン など	そのままの形で吸収	1時間以内
配糖体成分	センノシド グリチルリチン ジンセノシド など	配糖体が腸内細菌によって利用されてから吸収	6～12時間
多糖体成分	βグルカンなど	高分子で吸収に関しては不明	不明

目的で**黄連解毒湯**を投与してから，**荊芥連翹湯**を長期に投与する場合などである．花粉症でもスギ花粉の飛散期には**小青竜湯**を投与し，シーズン終了後から次のシーズンまで**柴胡桂枝湯**や**六君子湯**など，その人の弱いところを補強するような漢方薬を投与することがある．このように服薬期間は疾患と目的による．特にアトピー性皮膚炎などは根気よく治療を続けることが必要であり，年単位で服薬する．がんの再発・転移予防を期待する場合には数年単位で服薬してもらう．

腰痛，膝痛など高齢者の退行性変化を伴う場合には，特に問題がなければ生涯飲み続けてもらうこともある．不可逆的な苦痛に対してはあまり効果がなくても，基礎免疫力をつけるなど他の効果を期待してのことである．

5 漢方薬の副作用

「漢方薬は安全性が高い」という事実には間違いがないが，「副作用がまったくない」というのは誤解である．**小柴胡湯**による間質性肺炎の報告は 1989 年が最初である．その後 200 例を超える報告があり，死亡例も出た．間質性肺炎，肝機能障害などの重篤な副作用のある処方にはあらかじめ服薬指導が必要である．頻度は低いものの間質性肺炎は死亡例も報告されているので，発熱，咳嗽，呼吸困難をきたした場合にはただちに医師に連絡し，服薬を中止することが重要である．間質性肺炎は高齢者で頻度が高い傾向にあるので，注意深い観察が必要である．

間質性肺炎の機序としてⅢ型・Ⅳ型アレルギーが考えられており，症状は可逆性であり，漢方薬の中止により回復する．その過程を早めるためにステロイドを用いる場合もある．肝機能障害は自覚症状を伴わない軽度のうちに発見するために，定期的な肝機能チェックが必要である．

その他，偽アルドステロン症をきたすカンゾウは 7 割の漢方薬に入っているため，重複して処方する場合には注意が必要である．目安としては 2.5 g 以上の場合に注意が必要であるが，電解質異常をきたす成分のグリチルリチンは**表 2** に示したように配糖体成分であり，その吸収は腸内細菌に負うところが大

きく，個人差が大きいことを配慮して，量にこだわらず定期的なカリウム値のチェックが必要である．

[A] 注意が必要な生薬

副作用に注意を要する生薬を**表3**にあげる．

[B] 適正使用のために

漢方薬開始後に生じたあらゆる不快な事象に対して，漢方薬の副作用も疑ってみることをお勧めする．既知のものであれば処方時に説明する必要がある．漢方薬の副作用は構成生薬ならびにその量で判断できるものが多いので，どのような生薬が含まれているのかに常に注意が必要である．中には服用量を少なめにする，もしくは食前投与を食後にすることで胃腸症状などがとれる場合もあるので，服薬方法は臨機応変で構わない．肝機能障害や電解質異常はすぐに症状に出ない場合もあるので，定期的な血液・尿検査が必要になる．

診察のタイミングは，上気道炎などの急性疾患の場合には臨機応変に2回目の診察を行う．慢性疾患の場合には，2週間後に服薬できたかどうかのチェックを行うとともに，下痢や胃もたれなどの胃腸障害が起きていないか，薬疹が起こっていないかなどを確認する．8週間後には肝機能，電解質のチェックを行い，肝機能障害や低カリウム血症（偽アルドステロン症）の可能性がないかどうかをチェックする．

間質性肺炎は服薬開始から2ヵ月前後が好発時期なので，具体的に「階段の上り下りで息切れしないか」「息を吸う時に苦しくないか」などを確認し，症状が出た場合にはすぐに漢方薬を中止して，医師・薬剤師に相談するように指導する．怪しいと思った時に中止することで，それ以上の悪化を予防することができる．さらに間質性肺炎は可逆性のアレルギー反応であり，ステロイドの補助が必要かもしれないが，早期発見で治るものであることを知っておいていただきたい．

適正使用を守ることで，安全で継続的に漢方治療ができることが望ましい．

4. 漢方薬を投与する際のコツ

表3 副作用に注意の必要な生薬

生薬	主成分	代表的な処方	発症機序	副作用	注意を要する併用薬
マオウ	エフェドリン	越婢加朮湯，麻黄湯，葛根湯，小青竜湯，麻黄附子細辛湯など	交感神経刺激	不眠，興奮，動悸，頻脈，血圧上昇，発汗過多，胃腸障害，尿閉（前立腺肥大の人は特に注意を要する）	エフェドリン類含有製剤，MAO阻害薬，甲状腺治療薬，カテコールアミン製剤，キサンチン系薬
ダイオウ	センノシド	大黄甘草湯，桃核承気湯，大承気湯など	センノシドAが腸内細菌によりレインアンスロンとなり腸蠕動刺激	下痢，腹痛，骨盤内うっ血	他の下剤
ブシ	アコニチン	真武湯，八味地黄丸など	Naチャネルをブロック	悪心，呼吸促迫，舌の痺れ，唾液分泌亢進．重度では四肢の失調，呼吸障害，不整脈，痙攣などを起こし，死に至る	異常な副交感神経亢進症状を起こすため，中毒の治療にはアトロピンを用いる．ショック時にはステロイドも有用である
カンゾウ	グリチルリチン	芍薬甘草湯，小青竜湯，人参湯，炙甘草湯など	グリチルリチンが腸内細菌によってグリチルレチン酸となり，腸から吸収されて腎尿細管の11β-HSDタイプ2の活性を抑制する（図1）	浮腫，高血圧，低K血症（偽アルドステロン症）．重症例では横紋筋融解症をきたす	● カンゾウは7割の漢方薬に含有されているので，漢方薬の重複に注意 ● 強力ネオミノファーゲンシー，グリチロンなどグリチルリチン製剤およびその塩類を含有する薬剤 ● K喪失をきたすループ利尿薬，サイアザイド系利尿薬など
マオウ，トウキ，センキュウ，ジオウ，セッコウなど		麻黄湯，当帰芍薬散，八味地黄丸など		食欲不振，悪心，嘔吐，胃痛，腹痛，下痢	
ケイシ，マオウ，ニンジン，トウキ，ジオウなど		桂枝湯，人参湯など		薬疹	

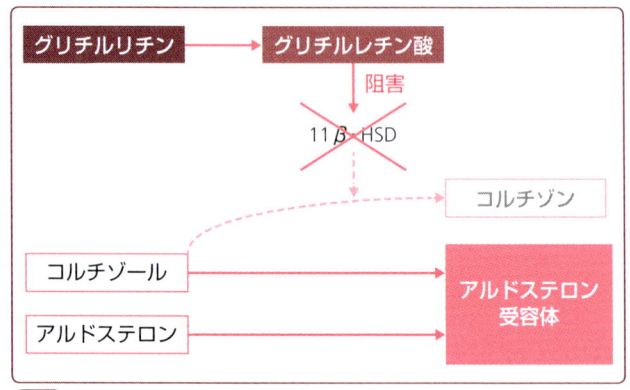

図1 偽アルドステロン症の発症機序

[C] 副作用かどうかの見極めが難しい時

　日常診療の現場では，漢方薬服用後にさまざまな訴えがある．胃腸障害や発疹など，漢方薬の副作用なのか，それとも偶然の体調の変化なのかを見極めるのが困難な場合がある．

　たとえばカンゾウの服薬情報の中に偽アルドステロン症でカリウムが低下することにより，筋力の低下が起こるとあるが，それには通常2週間〜1ヵ月の期間が必要である．しかし，漢方薬を1回服薬しただけで筋力が低下した，と訴える患者がいる．また，漢方薬を飲んだら身体の一部分に発疹が出現したと訴える患者もいるが，通常漢方薬で引き起こされる発疹は広範囲である．

　しかしながら，どのような副作用が現れるかは未知なので，あらゆる可能性を想定して，とにかく一度漢方薬を中断し，来院してもらう．もしも漢方薬による副作用の可能性が低いと判断した場合には，少量から再開して様子をみる．胃腸障害の場合など，必要があれば食後投与とする．

6 他剤との相互作用

α-グルコシダーゼ阻害薬とコウイの入った**大建中湯**,**小建中湯**,**黄耆建中湯**は,マルトースやデキストリンなどの二糖類を主成分とする飴を多量に含み,未消化の二糖類が腸内に蓄積している状態の腸閉塞様症状には適していないと考える.

降圧薬のカルシウム拮抗薬は柑橘類により影響を受けるものがあることが知られているが,漢方薬の中にはチンピ,キッピなど柑橘類が含まれているので,併用時には降圧効果の減弱がないかどうかをモニターする必要がある.その他,肝臓の薬物代謝に作用し,ワーファリンの効果に影響を与える,という報告もあるのでPT-INRの値には注意を要する.

西洋薬と漢方薬との併用に関しては,医療用漢方製剤が幅広く使われ始めたこの30年余りの経験しかないので,今後も相互作用については知見が蓄積されていくであろう.

7 妊婦への投薬

催奇形性に関しては未知の部分が多いため,妊婦への漢方薬投与は,治療上の有益性が危険性を上回ると判断される場合のみ行う.もしも休薬できるのであれば,少なくとも器官形成期の間(4~15週末)は服薬しないほうが無難であろう.しかしながら習慣性流産の患者で,妊娠維持のために積極的に漢方薬を継続する場合もある.

注意を要するとされる生薬とその副作用を**表4**に示す.

表4 妊婦への投与に特に注意すべき生薬と副作用

1. ボタンピ,トウニン,ゴシツなどを含む漢方薬(**桂枝茯苓丸**,**桃核承気湯**など)には流早産の可能性がある.
2. ブシの副作用は妊婦では起こりやすい(**真武湯**,**八味地黄丸**など).
3. ダイオウには子宮収縮作用および骨盤内臓器の充血作用がある(**大承気湯**,**大黄甘草湯**など).
4. ボウショウには子宮収縮作用がある(**桃核承気湯**,**防風通聖散**など).

実地の臨床では短期間の処方で特に問題が生じることは少なく，感冒などの治療で漢方薬を求める妊婦が多い．桂枝湯，香蘇散などは安全に使える処方である．

8 小児・高齢者，腎疾患・肝疾患における量の調節

[A] 小児の場合

小児であれば体表面積または体重換算（大人量を 50 kg として）で調整するが，精度は要さない．西洋医学ほど厳密でない理由は，まず安全性が高いということと，低分子成分であれば小児での血中濃度の予測が立つが，配糖体成分，多糖体成分の場合，血中濃度の上昇は腸内細菌叢などの状態により異なるので，予測するのが難しい．

[B] 高齢者の場合

高齢者には漢方薬は比較的安全に用いることができるが，薬物代謝酵素の機能低下は漢方薬の代謝にも影響を及ぼす可能性がある．したがって必ずしもエキス製剤を満量で処方する必要もない．漢方薬の効果は用量依存性ではなくベルシェイプ型を示すので，1 日 3 回の処方を 2 回としても十分な効果が得られることもあり，少量から開始するのも一案である．特にマオウ製剤は心疾患系に影響を及ぼす可能性があるので，虚血性心疾患や不整脈を有する患者には注意が必要である．

[C] 腎疾患・肝疾患がある場合

腎疾患，肝疾患における量の調節も決まったルールが作れない．成分の中には肝代謝か腎代謝かわかっているものもあるが，複合成分であるため，全体としてどの程度の量の調節をすべきかを決めることができない．腎疾患の場合，血中クレアチニン濃度に応じて，適宜調整をしているのが実地臨床の立場である．

Column

漢方薬の剤形

　漢方薬の名前を見ると**葛根「湯」**,**安中「散」**,**八味地黄「丸」**などである.「湯」はスープという意味であるが,漢方では生薬の刻みを煎じたものを指す.もともとはスパイスを組み合わせたものが漢方薬に発展したという説もあるくらいで,元来が医食同源なのである.散剤は生薬を細かく粉にして服薬する.携帯に便利であり,**安中散**,**平胃散**など胃薬としてすぐに効かせたい場合には便利である.江戸時代は薬研(やげん)で粉末にしたが,今ではミルですぐに粉にできる.赤ひげの時代は相当に違う.丸剤は生薬を粉にしたものを煉蜜(蜜を煮詰めたもの)で丸めたものであり,ゆっくりと身体に作用する.**八味地黄丸**など長期に服薬するのに適している.本来はこうした剤形は重要であるが,今では煎じたものをスプレードライまたはフリーズドライで粉末にしたものに賦形剤を加えてエキス製剤にしたものや,カプセル,錠剤にしたものが主である.

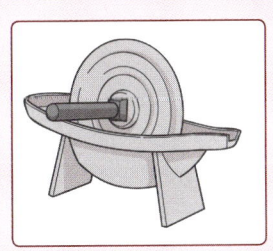

薬研(やげん)

Column

漢方薬が組み合わせである理由

　わが国の漢方はじめ古代中国に起源を有する伝統医学は，生薬を組み合わせるところに特徴がある．一番古い記載は1971年に発掘された中国湖南省の省都・長沙にある馬王堆の漢墳墓から出土した『五十二病方』という医書である．これは帛書（はくしょ）といって絹に書かれている．もともとは52の病気に対しての治療法が記載されていたのであろうが，残念ながら47しか残っていない．そこにはすでに生薬の組み合わせが書かれている．漢代の医書である『神農本草経（しんのうほんぞうきょう）』序文には生薬同士の組み合わせが7通り書かれている．たとえば相須というのは2種類の薬が相互に協力し合って効能を高めたり，新しい薬能を発揮することを指す．薬物相互作用の原点がここにあるのである．

　そもそもなぜ生薬を組み合わせるのであろうか．たとえば10種類の生薬があるとする．1つずつ使うと10通りであるが，組み合わせを作ると $2^{10} - 1$ で1023通りある．さらに**桂枝湯**と**桂枝加芍薬湯**などは組み合わせが同じにもかかわらず，シャクヤクの量が異なるだけで違う漢方薬としてカウントすると，無限の組み合わせができることになる．わが国で医療用として用いられている生薬数は200を超えているので，いかに膨大な組み合わせができるか想像がつくだろう．西洋のハーブでも，おそらくカモミールとレモングラスの組み合わせなどが行われていたかもしれない．しかし，その組み合わせと配合比率に対して命名しなかったがために，後世に残らなかったのである（☞ p53, Column参照）．

付録

便覧

便 覧

便覧中の記号は次のとおりです

- ●はツムラの製品番号，■はツムラ以外の製品番号を示す
- 注 … 副作用に注意が必要な生薬の容量（g）（p141，表3参照）
- 証 … 薬剤の適応となる人の証（見返し参照）
- 適 … 適応症
- 適外 … 適応外使用
- 副 … 重大な副作用

※生薬の容量および適応症は代表例としてツムラ製品を記載している．
　生薬の容量は1日量の乾燥エキスを作るために必要な量である．

漢方薬/注意すべき生薬	証/適応症/重大な副作用
❺ 安中散（あんちゅうさん） 注 カンゾウ 1.0	証 虚，寒 適 神経性胃炎，慢性胃炎，胃アトニー〔痩せ型で腹部筋肉が弛緩する傾向にあり，胃痛または腹痛があって，時に胸やけ，げっぷ，食欲不振，吐き気などを伴う諸症〕 副 偽アルドステロン症，ミオパシー
⑮ 胃苓湯（いれいとう） 注 カンゾウ 1.0	証 中間，中等 適 食あたり，暑気あたり，冷え腹，急性胃腸炎，腹痛〔水瀉性の下痢，嘔吐があり，口渇，尿量減少を伴う諸症〕 副 偽アルドステロン症，ミオパシー
⑭ 茵蔯蒿湯（いんちんこうとう） 注 ダイオウ 1.0	証 実，熱 適 黄疸，肝硬変症，ネフローゼ，蕁麻疹，口内炎〔尿量減少，やや便秘がちで比較的体力のあるものの諸症〕 副 肝機能障害，黄疸
⑰ 茵蔯五苓散（いんちんごれいさん）	証 中間，中等 適 嘔吐，蕁麻疹，二日酔のむかつき，浮腫〔のどが渇いて，尿が少ないものの諸症〕 適外 黄疸

漢方薬/注意すべき生薬	証 / 適応症 / 重大な副作用
106 温経湯（うんけいとう） 注 トウキ 3.0 　 センキュウ 2.0 　 カンゾウ 2.0 　 ニンジン 2.0	証 虚, 寒 適 月経不順, 月経困難, こしけ, 更年期障害, 不眠, 神経症, 湿疹, 足腰の冷え, しもやけ〔手足がほてり, 唇が乾くものの諸症〕 副 偽アルドステロン症, ミオパシー
57 温清飲（うんせいいん） 注 センキュウ 3.0 　 トウキ 3.0 　 ジオウ 3.0	証 中間, 中等 適 月経不順, 月経困難, 血の道症, 更年期障害, 神経症〔皮膚の色つやが悪く, のぼせるものの諸症〕 適外 アトピー性皮膚炎 副 間質性肺炎, 肝機能障害, 黄疸
28 越婢加朮湯（えっぴかじゅつとう） 注 セッコウ 8.0 　 カンゾウ 2.0 　 マオウ 6.0	証 実, 熱 適 腎炎, ネフローゼ, 脚気, 関節リウマチ, 夜尿症, 湿疹〔浮腫と汗が出て小便不利のあるものの諸症〕 適外 熱感を伴う関節痛 副 偽アルドステロン症, ミオパシー
98 黄耆建中湯（おうぎけんちゅうとう） 注 カンゾウ 2.0	証 虚, 寒 適 虚弱体質, 病後の衰弱, 寝汗〔身体虚弱で, 疲労しやすいものの諸症〕 副 偽アルドステロン症, ミオパシー
35 黄芩湯（おうごんとう） 注 カンゾウ 3.0	証 中間, 熱 適 腸カタル, 消化不良, 嘔吐, 下痢 適外 ノロウイルス感染症 副 偽アルドステロン症, ミオパシー
15 黄連解毒湯（おうれんげどくとう）	証 実, 熱 適 喀血, 吐血, 下血, 脳溢血, 高血圧, 心悸亢進, ノイローゼ, 皮膚瘙痒症, 胃炎〔比較的体力があり, のぼせぎみで, いらいらする傾向のあるものの諸症〕 適外 口内炎 副 間質性肺炎, 肝機能障害, 黄疸
120 黄連湯（おうれんとう） 注 カンゾウ 3.0 　 ニンジン 3.0	証 中間, 中等 適 急性胃炎, 二日酔, 口内炎〔胃部の停滞感や重圧感, 食欲不振のあるものの諸症〕 副 偽アルドステロン症, ミオパシー

漢方薬／注意すべき生薬	証／適応症／重大な副作用
❸ 乙字湯 注 トウキ 6.0 　ダイオウ 0.5 　カンゾウ 2.0	証 中間，熱 適 キレ痔，イボ痔〔病状が激しくなく，体力が中位で衰弱していないものの諸症〕 副 間質性肺炎，偽アルドステロン症，ミオパシー，肝機能障害，黄疸
❶ 葛根湯 注 マオウ 3.0 　カンゾウ 2.0	証 中間～実，熱 適 感冒，鼻風邪，熱性疾患の初期，炎症性疾患（結膜炎，角膜炎，中耳炎，扁桃腺炎，乳腺炎，リンパ腺炎），肩こり，上半身の神経痛，蕁麻疹〔自然発汗がなく頭痛，発熱，悪寒，肩こりなどを伴う比較的体力のあるものの諸症〕 適外 アレルギー性鼻炎 副 偽アルドステロン症，ミオパシー，肝機能障害，黄疸
07 葛根加朮附湯 注 マオウ 3.0 　ブシ 0.5 　カンゾウ 2.0	証 中間～実，寒 適 肩こり，肩甲部の神経痛，上半身の関節リウマチ〔悪寒発熱して，頭痛があり，項部・肩背部に緊張感のあるものの諸症〕 副 偽アルドステロン症，ミオパシー
❷ 葛根湯加川芎辛夷 注 マオウ 3.0 　センキュウ 2.0 　カンゾウ 2.0	証 中間～実，熱 適 鼻づまり，蓄膿症，慢性鼻炎 副 偽アルドステロン症，ミオパシー
137 加味帰脾湯 注 ニンジン 3.0 　カンゾウ 1.0 　トウキ 2.0	証 虚，中等 適 貧血，不眠症，精神不安，神経症〔虚弱体質で血色の悪いものの諸症〕 適外 特発性血小板減少症 副 偽アルドステロン症，ミオパシー
㉔ 加味逍遙散 注 トウキ 3.0 　カンゾウ 1.5	証 虚，寒 適 冷え症，虚弱体質，月経不順，月経困難，更年期障害，血の道症〔体質虚弱な婦人で肩がこり，疲れやすく，精神不安などの精神神経症状，時に便秘傾向のあるものの諸症〕 副 偽アルドステロン症，ミオパシー，肝機能障害，黄疸

漢方薬/注意すべき生薬	証/適応症/重大な副作用
401 甘草湯 注 カンゾウ 8.0	証 中間,中等 適 激しい咳,咽喉痛の寛解 副 偽アルドステロン症,ミオパシー
72 甘麦大棗湯 注 カンゾウ 5.0	証 虚〜中間,中等 適 夜泣き,ひきつけ 副 偽アルドステロン症,ミオパシー
138 桔梗湯 注 カンゾウ 3.0	証 中間,寒 適 扁桃炎,扁桃周囲炎〔のどが腫れて痛むものの諸症〕 副 偽アルドステロン症,ミオパシー
324 桔梗石膏 注 セッコウ 10.0	証 中間,熱 適 咳嗽あるいは化膿するもの 適外 咽頭痛
65 帰脾湯 注 ニンジン 3.0 カンゾウ 1.0 トウキ 2.0	証 虚,中等 適 貧血,不眠症〔虚弱体質で血色の悪いものの諸症〕適外 特発性血小板減少症 副 偽アルドステロン症,ミオパシー
77 芎帰膠艾湯 注 ジオウ 5.0 カンゾウ 3.0 トウキ 4.0 センキュウ 3.0	証 中間,中等 適 痔出血 適外 不正出血 副 偽アルドステロン症,ミオパシー
230 芎帰調血飲 注 ジオウ 2.0 トウキ 2.0 センキュウ 2.0 カンゾウ 1.0	証 虚,寒 適 産後の神経症,体力低下,月経不順 副 偽アルドステロン症,ミオパシー
311 九味檳榔湯 注 カンゾウ 1.0 ダイオウ 1.0	証 中間,寒〜中等 適 脚気,高血圧,動脈硬化,およびこれらに伴う頭痛 適外 浮腫 副 偽アルドステロン症,ミオパシー

漢方薬／注意すべき生薬	証／適応症／重大な副作用
(50) 荊芥連翹湯（けいがいれんぎょうとう） 注 ジオウ 1.5 トウキ 1.5 センキュウ 1.5 カンゾウ 1.0	証 中間，中等 適 蓄膿症，慢性鼻炎，慢性扁桃炎，にきび 適外 アトピー性皮膚炎 副 間質性肺炎，偽アルドステロン症，ミオパシー，肝機能障害，黄疸
026 桂枝加黄耆湯（けいしかおうぎとう） 注 ケイシ 4.0 カンゾウ 2.0	証 虚，中等 適 体力が衰えているものの寝汗，あせも 適外 湿疹 副 偽アルドステロン症，ミオパシー
027 桂枝加葛根湯（けいしかかっこんとう） 注 ケイシ 4.0 カンゾウ 2.0	証 虚，熱 適 身体虚弱なものの風邪の初期で，肩こりや頭痛のあるもの 副 偽アルドステロン症，ミオパシー
028 桂枝加厚朴杏仁湯（けいしかこうぼくきょうにんとう） 注 ケイシ 4.0 カンゾウ 2.0	証 虚，熱 適 身体虚弱なものの咳 副 偽アルドステロン症，ミオパシー
(134) 桂枝加芍薬大黄湯（けいしかしゃくやくだいおうとう） 注 カンゾウ 2.0 ダイオウ 2.0	証 中間，寒 適 急性腸炎，大腸カタル，常習便秘，宿便，しぶり腹〔比較的体力がなく，腹部膨満し，腸内停滞感あるいは腹痛を伴うものの諸症〕 副 偽アルドステロン症，ミオパシー
(60) 桂枝加芍薬湯（けいしかしゃくやくとう） 注 カンゾウ 2.0	証 虚，寒 適 しぶり腹，腹痛〔腹部膨満のあるものの諸症〕 適外 過敏性腸症候群 副 偽アルドステロン症，ミオパシー
㉖ 桂枝加竜骨牡蛎湯（けいしかりゅうこつぼれいとう） 注 カンゾウ 2.0	証 虚，中等 適 小児夜尿症，神経衰弱，性的ノイローゼ，遺精，陰萎〔下腹直腹筋に緊張があり，比較的体力の衰えているものの諸症〕 副 偽アルドステロン症，ミオパシー

漢方薬/注意すべき生薬	証/適応症/重大な副作用
❶⓼ **桂枝加朮附湯** 注 カンゾウ 2.0 　 ブシ末 0.5	証 虚，寒 適 関節痛，神経痛 副 偽アルドステロン症，ミオパシー
⓼ **桂枝加苓朮附湯** 注 カンゾウ 2.0 　 ブシ末 0.5	証 虚，寒 適 関節痛，神経痛 副 偽アルドステロン症，ミオパシー
❹⓹ **桂　枝　湯** 注 カンゾウ 2.0	証 虚，熱 適 体力が衰えた時の風邪の初期 副 偽アルドステロン症，ミオパシー
❽⓶ **桂枝人参湯** 注 カンゾウ 3.0 　 ニンジン 3.0	証 虚，寒 適 頭痛，動悸，慢性胃腸炎，胃アトニー〔胃腸の弱いものの諸症〕 副 偽アルドステロン症，ミオパシー
❷⓹ **桂枝茯苓丸**	証 中間～実，中等 適 子宮ならびに付属器炎症，子宮内膜炎，月経不順，月経困難，こしけ，更年期障害，頭痛，めまい，のぼせ，肩こり，冷え症，腹膜炎，打撲症，痔疾患，睾丸炎〔体力はあり赤ら顔が多く腹部は充実，下腹部に抵抗のあるものの諸症〕 副 肝機能障害，黄疸
⓵⓶⓹ **桂枝茯苓丸加薏苡仁**	証 中間～実，中等 適 月経不順，血の道症，にきび，しみ，手足のあれ〔比較的体力があり，時に下腹部痛，肩こり，頭重，めまい，のぼせて足冷えなどを訴えるものの諸症〕 適外 子宮筋腫
⓵⓼⓪ **桂芍知母湯** 注 マオウ 3.0 　 ブシ 1.0 　 カンゾウ 1.5	証 虚，寒 適 神経痛，関節リウマチ〔関節痛，身体痩せ，脚部腫脹，めまい，悪心のあるものの諸症〕 副 偽アルドステロン症，ミオパシー

漢方薬／注意すべき生薬	証／適応症／重大な副作用
❽ 啓脾湯（けいひとう） 注 ニンジン 3.0 　カンゾウ 1.0	証 虚，中等 適 胃腸虚弱，慢性胃腸炎，消化不良，下痢〔痩せて，顔色が悪く，食欲がなく，下痢の傾向があるものの諸症〕 副 偽アルドステロン症，ミオパシー
❸❼ 桂麻各半湯（けいまかくはんとう） 注 ケイシ 3.5 　マオウ 2.0 　カンゾウ 2.0	証 中間〜実，熱 適 感冒，咳，痒み 副 偽アルドステロン症，ミオパシー
❸❼❷❽ 紅参末（こうじんまつ）	適 漢方処方の調剤　適外 全身倦怠，体力の低下時に漢方処方に加える
❼❽ 香蘇散（こうそさん） 注 カンゾウ 1.5	証 中間〜虚，中等 適 胃腸虚弱で神経質な人の風邪の初期 適外 軽度うつ症状，がんノイローゼ 副 偽アルドステロン症，ミオパシー
❾❺ 五虎湯（ごことう） 注 セッコウ 10.0 　カンゾウ 2.0 　マオウ 4.0	証 実，熱 適 咳，気管支喘息 副 偽アルドステロン症，ミオパシー
❻❸ 五積散（ごしゃくさん） 注 トウキ 2.0 　センキュウ 1.0 　カンゾウ 1.0 　マオウ 1.0	証 虚，寒 適 胃腸炎，腰痛，神経痛，関節痛，月経痛，頭痛，冷え症，更年期障害，感冒〔慢性に経過し，症状の激しくないものの諸症〕 副 偽アルドステロン症，ミオパシー
❶❶❼ 牛車腎気丸（ごしゃじんきがん） 注 ジオウ 5.0 　ブシ末 1.0	証 中間，寒 適 下肢痛，腰痛，痺れ，老人のかすみ目，痒み，排尿困難，頻尿，浮腫〔疲れやすくて，四肢が冷えやすく尿量減少または多尿で，時に口渇があるものの諸症〕 適外 夜間尿 副 間質性肺炎，肝機能障害，黄疸

漢方薬/注意すべき生薬	証/適応症/重大な副作用
㉛ 呉茱萸湯(ごしゅゆとう) 注 ニンジン 2.0	証 虚，寒 適 習慣性片頭痛，習慣性頭痛，嘔吐，脚気衝心〔手足の冷えやすい中等度以下の体力があるものの諸症〕 適外 嘔吐を伴う頭痛の初期・予防
(56) 五淋散(ごりんさん) 注 カンゾウ 3.0 トウキ 3.0 ジオウ 3.0	証 中間，熱 適 頻尿，排尿痛，残尿感 適外 慢性膀胱炎 副 間質性肺炎，偽アルドステロン症，ミオパシー
⑰ 五苓散(ごれいさん)	証 中間，中等 適 浮腫，ネフローゼ，二日酔，急性胃腸カタル，下痢，悪心，嘔吐，めまい，胃内停水，頭痛，尿毒症，暑気あたり，糖尿病など〔口渇，尿量減少するものの諸症〕
(73) 柴陥湯(さいかんとう) 注 ニンジン 2.0 カンゾウ 1.5	証 中間，熱 適 咳，咳による胸痛 副 偽アルドステロン症，ミオパシー
⑫ 柴胡加竜骨牡蛎湯(さいこかりゅうこつぼれいとう) 注 ニンジン 2.5 (ダイオウ)*	証 実，熱 適 高血圧症，動脈硬化症，慢性腎臓病，神経衰弱症，神経性心悸亢進症，てんかん，ヒステリー，小児夜泣き症，陰萎〔比較的体力があり，心悸亢進，不眠，いらだちなどの精神症状のあるものの諸症〕 適外 更年期障害 副 間質性肺炎，肝機能障害，黄疸
⑪ 柴胡桂枝乾姜湯(さいこけいしかんきょうとう) 注 カンゾウ 2.0	証 虚，中等～熱 適 更年期障害，血の道症，神経症，不眠症〔体力が弱く，冷え症，貧血気味で，動悸，息切れがあり，神経過敏のものの諸症〕 適外 副鼻腔炎，中耳炎 副 間質性肺炎，偽アルドステロン症，ミオパシー，肝機能障害，黄疸

*：ツムラの製品では含まれていないが，コタロー・クラシエの製品では含まれる

付録

漢方薬/注意すべき生薬	証/適応症/重大な副作用
❿ 柴胡桂枝湯 注 カンゾウ 2.0 　 ニンジン 2.0	証 中間, 中等〜熱 適 感冒・流感・肺炎・肺結核などの熱性疾患, 胃・十二指腸潰瘍・胆嚢炎・胆石・肝機能障害・膵臓炎などの心下部緊張疼痛〔発熱, 汗出て悪寒し, 身体痛み, 頭痛, 吐気あるものの諸症〕 適外 ストレス性胃炎 副 間質性肺炎, 偽アルドステロン症, ミオパシー, 肝機能障害, 黄疸
⑳ 柴胡清肝湯 注 カンゾウ 1.5 　 センキュウ 1.5 　 ジオウ 1.5 　 トウキ 1.5	証 中間, 中等 適 神経症, 慢性扁桃腺炎, 湿疹〔かんの強い傾向のある小児の諸症〕 副 偽アルドステロン症, ミオパシー
⑨⑥ 柴 朴 湯 注 ニンジン 3.0 　 カンゾウ 2.0	証 中間, 中等〜熱 適 小児喘息, 気管支喘息, 気管支炎, 咳, 不安神経症〔気分がふさいで, 咽喉, 食道部に異物感があり, 時に動悸, めまい, 嘔気などを伴うものの諸症〕 副 間質性肺炎, 偽アルドステロン症, ミオパシー, 肝機能障害, 黄疸
⑭ 柴 苓 湯 注 ニンジン 3.0 　 カンゾウ 2.0	証 中間, 中等〜熱 適 水瀉性下痢, 急性胃腸炎, 暑気あたり, 浮腫〔吐き気, 食欲不振, のどの渇き, 排尿が少ないなどの諸症〕 適外 慢性腎炎 副 間質性肺炎, 偽アルドステロン症, ミオパシー, 劇症肝炎, 肝機能障害, 黄疸
⑬ 三黄瀉心湯 注 ダイオウ 3.0	証 実, 熱 適 高血圧の随伴症状（のぼせ, 肩こり, 耳鳴, 頭重, 不眠, 不安）, 鼻血, 痔出血, 便秘, 更年期障害, 血の道症〔比較的体力があり, のぼせ気味で顔面紅潮し, 精神不安で, 便秘傾向のあるものの諸症〕 副 間質性肺炎, 肝機能障害, 黄疸
⑩③ 酸棗仁湯 注 センキュウ 3.0 　 カンゾウ 1.0	証 虚, 中等 適 心身が疲れ弱って眠れないもの 副 偽アルドステロン症, ミオパシー

漢方薬/注意すべき生薬	証/適応症/重大な副作用
121 三物黄芩湯 注 ジオウ 6.0	証 中間, 熱 適 手足のほてり 副 間質性肺炎, 肝機能障害, 黄疸
93 滋陰降火湯 注 ジオウ 2.5 カンゾウ 1.5 トウキ 2.5	証 虚, 中等 適 のどにうるおいがなく痰が出なくて咳込むもの 副 偽アルドステロン症, ミオパシー
92 滋陰至宝湯 注 トウキ 3.0 カンゾウ 1.0	証 虚, 中等 適 虚弱なものの慢性の咳・痰 副 偽アルドステロン症, ミオパシー
501 紫雲膏 注 トウキ 10.0	証 問わず 適 火傷, 痔核による疼痛, 肛門裂傷
35 四逆散 注 カンゾウ 1.5	証 中間〜実, 熱 適 胆嚢炎, 胆石症, 胃炎, 胃酸過多, 胃潰瘍, 鼻カタル, 気管支炎, 神経質, ヒステリー〔比較的体力のあるもので, 大柴胡湯証と小柴胡湯証との中間証を表すものの諸症〕 副 偽アルドステロン症, ミオパシー
75 四君子湯 注 ニンジン 4.0 カンゾウ 1.0	証 虚, 寒 適 胃腸虚弱, 慢性胃炎, 胃のもたれ, 嘔吐, 下痢〔痩せて顔色が悪くて, 食欲がなく, 疲れやすいものの諸症〕 副 偽アルドステロン症, ミオパシー
314 梔子柏皮湯 注 カンゾウ 1.0	証 中間, 熱 適 黄疸, 皮膚瘙痒症, 宿酔〔肝臓部に圧迫感があるもの〕 適外 眼瞼周囲の皮疹 副 偽アルドステロン症, ミオパシー
46 七物降下湯 注 トウキ 4.0 センキュウ 3.0 ジオウ 3.0	証 中間〜虚, 中等〜寒 適 高血圧に伴う随伴症状（のぼせ, 肩こり, 耳鳴, 頭重）〔身体虚弱の傾向のあるものの諸症〕

漢方薬/注意すべき生薬	証/適応症/重大な副作用
❼¹ **四物湯**（しもつとう） 注 ジオウ 3.0 　トウキ 3.0 　センキュウ 3.0	証 中間〜虚, 中等〜寒 適 産後・流産後の疲労回復, 月経不順, 冷え症, しもやけ, しみ, 血の道症〔皮膚が枯燥し, 色つやの悪い体質で胃腸障害のないものの諸症〕
❻⁴ **炙甘草湯**（しゃかんぞうとう） 注 ジオウ 6.0 　ニンジン 3.0 　シャカンゾウ 3.0	証 虚, 寒 適 体力が衰えて, 疲れやすいものの動悸, 息切れ 副 偽アルドステロン症, ミオパシー
❻⁸ **芍薬甘草湯**（しゃくやくかんぞうとう） 注 カンゾウ 6.0	証 中間, 中等 適 急激に起こる筋肉の痙攣を伴う疼痛 副 間質性肺炎, 偽アルドステロン症, うっ血性心不全, 心室細動, 心室頻拍（Torsades de Pointesを含む）, ミオパシー, 横紋筋融解症, 肝機能障害, 黄疸
⓪⁵ **芍薬甘草附子湯**（しゃくやくかんぞうぶしとう） 注 カンゾウ 5.0 　ブシ 1.0	証 中間, 寒 適 慢性神経痛, 慢性関節炎, 関節リウマチ, 筋肉リウマチ, 五十肩, 肩こり 副 偽アルドステロン症, ミオパシー
❹⁸ **十全大補湯**（じゅうぜんたいほとう） 注 ジオウ 3.0 　ニンジン 3.0 　センキュウ 3.0 　カンゾウ 1.5 　トウキ 3.0	証 虚, 寒 適 病後の体力低下, 疲労倦怠, 食欲不振, 寝汗, 手足の冷え, 貧血 適外 がんを含む慢性消耗性疾患の体力回復, 悪性腫瘍によるQOL低下, 抗がん剤・放射線療法の副作用 副 偽アルドステロン症, ミオパシー, 肝機能障害, 黄疸
❻ **十味敗毒湯**（じゅうみはいどくとう） 注 センキュウ 3.0 　カンゾウ 1.0	証 中間, 中等 適 化膿性皮膚疾患・急性皮膚疾患の初期, 蕁麻疹, 急性湿疹, 水虫 副 偽アルドステロン症, ミオパシー
ⓔ¹ **潤腸湯**（じゅんちょうとう） 注 ジオウ 6.0 　ダイオウ 2.0 　トウキ 3.0 　カンゾウ 1.5	証 虚〜中間, 中等 適 便秘 副 間質性肺炎, 偽アルドステロン症, ミオパシー, 肝機能障害, 黄疸

漢方薬/注意すべき生薬	証/適応症/重大な副作用
❾❾ 小建中湯 注 カンゾウ 2.0	証 虚,寒 適 小児虚弱体質,疲労倦怠,神経質,慢性胃腸炎,小児夜尿症,夜泣き〔体質虚弱で疲労しやすく,血色が優れず,腹痛,動悸,手足のほてり,冷え,頻尿および多尿などのいずれかを伴うものの諸症〕 副 偽アルドステロン症,ミオパシー
❾ 小柴胡湯 注 ニンジン 3.0 カンゾウ 2.0	証 中間,中等 適 諸種の急性熱性病,肺炎,気管支炎,感冒,胸膜炎・肺結核などの補助療法,リンパ節炎,慢性胃腸障害,産後回復不全,慢性肝炎での肝機能障害など〔体力が中等度で,上腹部が張って苦しく,舌苔を生じ口中不快,食欲不振,時に微熱,悪心などがあるものの諸症〕適外 副鼻腔炎,中耳炎 副 間質性肺炎,偽アルドステロン症,ミオパシー,肝機能障害,黄疸
❿❾ 小柴胡湯加桔梗石膏 注 セッコウ 10.0 カンゾウ 2.0 ニンジン 3.0	証 中間,熱 適 扁桃炎,扁桃周囲炎〔のどが腫れて痛むものの諸症〕適外 副鼻腔炎,中耳炎 副 偽アルドステロン症,ミオパシー,肝機能障害,黄疸
⓲ 小青竜湯 注 カンゾウ 3.0 マオウ 3.0	証 中間,中等 適 気管支喘息,鼻炎,アレルギー性鼻炎,アレルギー性結膜炎,感冒における水様の痰,水様鼻汁,鼻閉,くしゃみ,喘鳴,咳嗽,流涙,気管支炎 副 間質性肺炎,偽アルドステロン症,ミオパシー,肝機能障害,黄疸
㉑ 小半夏加茯苓湯	証 中間,中等 適 妊娠嘔吐,諸病の嘔吐(急性胃腸炎,湿性胸膜炎,水腫性脚気,蓄膿症)〔つわり,嘔吐・悪心などの諸症〕
㉒ 消風散 注 ジオウ 3.0 トウキ 3.0 セッコウ 3.0 カンゾウ 1.0	証 中間,熱 適 分泌物が多く,痒みの強い慢性の皮膚病(湿疹,蕁麻疹,水虫,あせも,皮膚瘙痒症) 副 偽アルドステロン症,ミオパシー

漢方薬/注意すべき生薬	証 / 適応症 / 重大な副作用
101 升麻葛根湯 注 カンゾウ 1.5	証 中間, 熱 適 感冒の初期, 皮膚炎 副 偽アルドステロン症, ミオパシー
140 四苓湯 	証 中間, 中等 適 暑気あたり, 急性胃腸炎, 浮腫
104 辛夷清肺湯 注 セッコウ 5.0	証 実, 熱 適 鼻づまり, 慢性鼻炎, 蓄膿症　適外 後鼻漏 副 間質性肺炎, 肝機能障害, 黄疸
66 参蘇飲 注 ニンジン 1.5 カンゾウ 1.0	証 虚, 中間 適 感冒, 咳 副 偽アルドステロン症, ミオパシー
85 神秘湯 注 マオウ 5.0 カンゾウ 2.0	証 中間, 中等～熱 適 小児喘息, 気管支喘息, 気管支炎 副 偽アルドステロン症, ミオパシー
30 真武湯 注 ブシ末 0.5	証 虚, 寒 適 胃腸疾患, 胃腸衰弱症, 慢性腸炎, 消化不良, 胃アトニー, 胃下垂症, ネフローゼ, 腹膜炎, 脳溢血, 脊髄疾患による運動・知覚麻痺, 神経衰弱, 高血圧症, 心臓弁膜症, 心不全で心悸亢進, 半身不随, リウマチ, 老人性瘙痒症〔新陳代謝の沈衰しているものの諸症〕
58 清上防風湯 注 センキュウ 2.5 カンゾウ 1.0	証 実, 熱 適 にきび 副 偽アルドステロン症, ミオパシー, 肝機能障害, 黄疸
136 清暑益気湯 注 ニンジン 3.5 カンゾウ 1.0 トウキ 3.0	証 虚, 中等 適 暑気あたり, 暑さによる食欲不振・下痢・全身倦怠, 夏痩せ 副 偽アルドステロン症, ミオパシー

漢方薬/注意すべき生薬	証/適応症/重大な副作用
⑪ 清心蓮子飲 注 ニンジン 3.0 　カンゾウ 1.5	証 虚, 中等 適 残尿感, 頻尿, 排尿痛〔全身倦怠感があり, 口や舌が乾き, 尿が出しぶるものの諸症〕 副 間質性肺炎, 偽アルドステロン症, ミオパシー, 肝機能障害, 黄疸
⑨⓪ 清 肺 湯 注 トウキ 3.0 　カンゾウ 1.0	証 中間, 中等～熱 適 痰の多く出る咳 副 間質性肺炎, 偽アルドステロン症, ミオパシー, 肝機能障害, 黄疸
⑫④ 川芎茶調散 注 センキュウ 3.0 　カンゾウ 1.5	証 中間, 中等～熱 適 風邪, 血の道症, 頭痛 副 偽アルドステロン症, ミオパシー
㊿③ 疎経活血湯 注 ジオウ 2.0 　トウキ 2.0 　センキュウ 2.0 　カンゾウ 1.0	証 中間, 中等 適 関節痛, 神経痛, 腰痛, 筋肉痛 副 偽アルドステロン症, ミオパシー
⑧④ 大黄甘草湯 注 ダイオウ 4.0 　カンゾウ 2.0	証 中間, 中等～熱 適 便秘症 副 偽アルドステロン症, ミオパシー
㉝ 大黄牡丹皮湯 注 ダイオウ 2.0	証 実, 熱 適 月経不順, 月経困難, 便秘, 痔疾〔比較的体力があり, 下腹部痛があって便秘しがちなものの諸症〕
⑩⓪ 大建中湯 注 ニンジン 3.0	証 虚, 寒 適 腹が冷えて痛み, 腹部膨満のあるもの 適外 イレウス, がん性腹膜炎, オピオイドによる便秘 副 間質性肺炎, 肝機能障害, 黄疸

漢方薬／注意すべき生薬	証／適応症／重大な副作用
❽ 大柴胡湯 注 ダイオウ 1.0	証 実，熱 適 胆石症，胆嚢炎，黄疸，肝機能障害，高血圧症，脳溢血，蕁麻疹，胃酸過多症，急性胃腸カタル，悪心・嘔吐，食欲不振，痔疾，糖尿病，ノイローゼ，不眠症〔比較的体力のある人で，便秘がちで，上腹部が張って苦しく，耳鳴・肩こりなどを伴うものの諸症〕 副 間質性肺炎，肝機能障害，黄疸
319 大柴胡湯去大黄	証 実，熱 適 高血圧，動脈硬化，胃腸病，気管支喘息，黄疸，胆石症，胆嚢炎，不眠症，神経衰弱，陰萎，肋膜炎，痔疾，半身不随
133 大承気湯 注 ダイオウ 2.0	証 実，熱 適 常習便秘，急性便秘，高血圧，神経症，食あたり〔腹部が固くつかえて便秘するもの，あるいは肥満体質で便秘するものの諸症〕
❾❼ 大防風湯 注 ジオウ 3.0 カンゾウ 1.5 トウキ 3.0 ニンジン 1.5 センキュウ 2.0 ブシ末 1.0	証 虚，寒 適 下肢の関節リウマチ，慢性関節炎，痛風〔関節が腫れて痛み，麻痺，強直して屈伸がたいものの諸症〕 副 偽アルドステロン症，ミオパシー
91 竹筎温胆湯 注 カンゾウ 1.0 ニンジン 1.0	証 中間，中等〜熱 適 インフルエンザ，風邪，肺炎などの回復期に熱が長びいたり，また，平熱になっても気分がさっぱりせず，咳や痰が多くて安眠ができないもの 副 偽アルドステロン症，ミオパシー
89 治打撲一方 注 センキュウ 3.0 ダイオウ 1.0 カンゾウ 1.5	証 中間，中等 適 打撲による腫れ・痛み 副 偽アルドステロン症，ミオパシー

漢方薬/注意すべき生薬	証/適応症/重大な副作用
❺❾ 治頭瘡一方（ぢづそういっぽう） 注 センキュウ 3.0 　ダイオウ 0.5 　カンゾウ 1.0	証 実，熱 適 湿疹，くさ，乳幼児の湿疹 副 偽アルドステロン症，ミオパシー
❼❹ 調胃承気湯（ちょういじょうきとう） 注 ダイオウ 2.0 　カンゾウ 1.0	証 中間〜実，熱 適 便秘 副 偽アルドステロン症，ミオパシー
❹❼ 釣藤散（ちょうとうさん） 注 セッコウ 5.0 　カンゾウ 1.0 　ニンジン 2.0	証 中間，中等 適 慢性に続く頭痛で，中年以降または高血圧傾向のあるもの 副 偽アルドステロン症，ミオパシー
320 腸癰湯（ちょうようとう）	証 中間〜実，熱 適 盲腸部に急性または慢性の痛みがあるもの，あるいは月経痛のあるもの
❹⓪ 猪苓湯（ちょれいとう）	証 中間，熱 適 尿道炎，腎臓炎，腎石症，淋炎，排尿痛，血尿，腰以下の浮腫，残尿感．下痢〔尿量減少・小便難，口渇などを訴えるものの諸症〕 適外 膀胱炎
112 猪苓湯合四物湯（ちょれいとうごうしもつとう） 注 ジオウ 3.0 　トウキ 3.0 　センキュウ 3.0	証 中間，中等 適 排尿困難，排尿痛，残尿感，頻尿〔皮膚が枯燥し，色つやの悪い体質で胃腸障害のないものの諸症〕
105 通導散（つうどうさん） 注 ダイオウ 3.0 　カンゾウ 2.0 　トウキ 3.0	証 実，熱 適 月経不順，月経痛，更年期障害，腰痛，便秘，打撲．高血圧の随伴症状（頭痛，めまい，肩こり）〔比較的体力があり下腹部に圧痛があって，便秘しがちなものの諸症〕 副 偽アルドステロン症，ミオパシー

漢方薬/注意すべき生薬	証/適応症/重大な副作用
(61) 桃核承気湯 注 ダイオウ 3.0 カンゾウ 1.5	証 実，熱 適 月経不順，月経困難症，月経時や産後の精神不安，腰痛，便秘，高血圧の随伴症状（頭痛，肩こり，めまい）〔比較的体力がありのぼせて便秘しがちなものの諸症〕 副 偽アルドステロン症，ミオパシー
(86) 当帰飲子 注 トウキ 5.0 センキュウ 3.0 ジオウ 4.0 カンゾウ 1.0	証 中間，中等 適 慢性湿疹（分泌物の少ないもの），痒み〔冷え症のものの諸症〕 適外 老人性乾皮症 副 偽アルドステロン症，ミオパシー
(123) 当帰建中湯 注 トウキ 4.0 カンゾウ 2.0	証 虚，寒 適 月経痛，下腹部痛，痔，脱肛の痛み〔疲労しやすく血色のすぐれないものの諸症〕 副 偽アルドステロン症，ミオパシー
38 当帰四逆加呉茱萸生姜湯 注 トウキ 3.0 カンゾウ 2.0	証 虚，寒 適 しもやけ，頭痛，下腹部痛，腰痛〔手足の冷えを感じ，下肢が冷えると下肢または下腹部が痛くなりやすいものの諸症〕 副 偽アルドステロン症，ミオパシー
23 当帰芍薬散 注 センキュウ 3.0 トウキ 3.0	証 虚，寒 適 貧血，倦怠感，更年期障害（頭重，頭痛，めまい，肩こりなど），月経不順，月経困難，不妊症，動悸，慢性腎炎，妊娠中の諸病（浮腫，習慣性流産，痔，腹痛），脚気，半身不随，心臓弁膜症など〔筋肉が軟弱で疲労しやすく，腰部の冷えやすいものの諸症〕
29 当帰芍薬散加附子 注 センキュウ 3.0 ブシ 1.0 トウキ 3.0	証 虚，寒 適 婦人の冷え症，月経痛，神経痛，慢性腎炎，更年期障害，妊娠中の障害（浮腫，習慣性流産の予防，痔疾，腹痛），産後の肥立不良〔血色悪く貧血性で足腰が冷えやすく，頭痛，頭重で小便頻数を訴え時にめまい，肩こり，耳鳴，動悸あるものの諸症〕

漢方薬／注意すべき生薬	証／適応症／重大な副作用
⑩②**当　帰　湯** 注 トウキ 5.0 　　カンゾウ 1.0 　　ニンジン 3.0	証 虚，寒 適 背中に寒冷を覚え，腹部膨満や腹痛のあるもの 副 偽アルドステロン症，ミオパシー
❽❽**二　朮　湯** 注 カンゾウ 1.0	証 虚〜中間，寒〜中等 適 五十肩 副 間質性肺炎，偽アルドステロン症，ミオパシー，肝機能障害，黄疸
❽①**二　陳　湯** 注 カンゾウ 1.0	証 虚〜中間，中等 適 悪心・嘔吐 適外 胃のもたれ 副 偽アルドステロン症，ミオパシー
❻❼**女　神　散** 注 センキュウ 3.0 　　ニンジン 2.0 　　トウキ 3.0 　　カンゾウ 1.0	証 中間，中等 適 産前産後の神経症，月経不順，血の道症〔のぼせとめまいのあるものの諸症〕 副 偽アルドステロン症，ミオパシー，肝機能障害，黄疸
❸②**人　参　湯** 注 カンゾウ 3.0 　　ニンジン 3.0	証 虚，寒 適 急性・慢性胃腸カタル，胃アトニー症，胃拡張，つわり，萎縮腎〔体質虚弱な人，虚弱により体力低下したものの諸症〕 副 偽アルドステロン症，ミオパシー
⑩⑧**人 参 養 栄 湯** 注 ジオウ 4.0 　　ニンジン 3.0 　　トウキ 4.0 　　カンゾウ 1.0	証 虚，寒 適 病後の体力低下，疲労倦怠，食欲不振，寝汗，手足の冷え，貧血 適外 呼吸困難 副 偽アルドステロン症，ミオパシー，肝機能障害，黄疸
⑫②**排 膿 散 及 湯** 注 カンゾウ 3.0	証 中間，熱 適 化膿症，よう，癰，面疔，その他癰腫症〔患部が発赤，腫脹して疼痛を伴ったものの諸症〕 副 偽アルドステロン症，ミオパシー
❷❾**麦 門 冬 湯** 注 カンゾウ 2.0 　　ニンジン 2.0	証 虚〜中間，中等 適 痰の切れにくい咳，気管支炎，気管支喘息 副 間質性肺炎，偽アルドステロン症，ミオパシー，肝機能障害，黄疸

漢方薬/注意すべき生薬	証/適応症/重大な副作用
❼ 八味地黄丸(はちみじおうがん) 注 ジオウ 6.0 ブシ末 0.5	証 虚〜中間, 寒 適 腎炎, 糖尿病, 陰萎, 坐骨神経痛, 腰痛, 膀胱カタル, 前立腺肥大. 高血圧など〔疲労, 倦怠感著しく尿利減少または頻数, 口渇し手足に交互的に冷感と熱感のあるものの諸症〕
⓰ 半夏厚朴湯(はんげこうぼくとう)	証 中間, 中等 適 不安神経症, 神経性胃炎, つわり, 咳, しわがれ声. 神経性食道狭窄症. 不眠症など〔気分がふさいで咽喉, 食道部に異物感があり, 時に動悸, めまい, 嘔気などを伴うものの諸症〕
⓮ 半夏瀉心湯(はんげしゃしんとう) 注 カンゾウ 2.5 ニンジン 2.5	証 中間, 中等 適 急・慢性胃腸カタル, 発酵性下痢, 消化不良, 神経性胃炎, 胃弱, 胸やけ. 口内炎. 神経症. 二日酔など〔みぞおちがつかえ, 時に悪心, 嘔吐があり, 食欲不振で腹が鳴って軟便または下痢傾向のあるものの諸症〕 副 間質性肺炎, 偽アルドステロン症, ミオパシー, 肝機能障害, 黄疸
㊲ 半夏白朮天麻湯(はんげびゃくじゅつてんまとう) 注 ニンジン 1.5	証 虚, 寒 適 冷え症, めまい, 頭痛〔胃腸虚弱で下肢が冷え, めまい, 頭痛などがあるものの諸症〕
㉞ 白虎加人参湯(びゃっこかにんじんとう) 注 セッコウ 15.0 ニンジン 1.5 カンゾウ 2.0	証 実, 熱 適 のどの渇きとほてりのあるもの〔(コタロー) むやみにのどが渇いて水を欲しがるもの, あるいは熱感の激しいものの諸症:糖尿病の初期, 暑気あたり, 熱性疾患時〕 適外 顔面の湿疹 副 偽アルドステロン症, ミオパシー
㊻ 茯苓飲(ぶくりょういん) 注 ニンジン 3.0	証 虚〜中間, 中等 適 胃炎, 胃アトニー, 溜飲〔吐き気や胸やけがあり尿量が減少するものの諸症〕
⓰ 茯苓飲合半夏厚朴湯(ぶくりょういんごうはんげこうぼくとう) 注 ニンジン 3.0	証 虚〜中間, 中等 適 不安神経症. 神経性胃炎, つわり, 溜飲, 胃炎〔気分がふさいで, 咽喉, 食道部に異物感があり, 時に動悸, めまい, 嘔気, 胸やけなどがあり, 尿量の減少するものの諸症〕

漢方薬/注意すべき生薬	証/適応症/重大な副作用
410 附子理中湯 注 カンゾウ 3.0 　　ブシ 1.0 　　ニンジン 3.0	証 虚, 寒 適 慢性の胃腸カタル, 胃アトニー症〔胃腸虚弱で血色悪く, 尿量多く手足に冷感, 下痢の傾向, 吐き気, めまい, 頭重, 胃痛訴えの諸症〕 副 偽アルドステロン症. ミオパシー
01 加工ブシ末 **3023 ブシ末** **61 炮附子末** **01 アコニンサン錠** 注 ブシ末	証 虚, 寒 適 [末] 漢方処方の調剤. [錠] 鎮痛, 強心, 利尿　適外 [末] 冷え, 痛みを緩和する目的で漢方処方に加える
79 平胃散 注 カンゾウ 1.0	証 中間, 中等 適 急・慢性胃カタル, 胃アトニー, 消化不良, 食欲不振〔胃がもたれて消化不良傾向の諸症〕 副 偽アルドステロン症. ミオパシー
20 防已黄耆湯 注 カンゾウ 1.5	証 虚, 中等 適 腎炎, ネフローゼ, 妊娠腎, 陰嚢水腫. 関節炎, 浮腫, 多汗症. 肥満症. よう, 癤, 筋炎, 皮膚病. 月経不順〔色白で筋肉軟らかく水太り体質で疲れやすく, 汗をかきやすく, 小便不利で下肢に浮腫をきたし, 膝関節の腫痛の諸症〕適外 変形性膝関節症(特に水がたまるもの) 副 間質性肺炎, 偽アルドステロン症, ミオパシー, 肝機能障害, 黄疸
62 防風通聖散 注 カンゾウ 2.0 　　センキュウ 1.2 　　セッコウ 2.0 　　トウキ 1.2 　　ダイオウ 1.5 　　マオウ 1.2	証 実, 熱 適 高血圧の随伴症状(動悸, 肩こり, のぼせ). 肥満症. 浮腫. 便秘〔腹部に皮下脂肪が多く, 便秘がちなものの諸症〕 副 間質性肺炎, 偽アルドステロン症, ミオパシー, 肝機能障害, 黄疸

漢方薬／注意すべき生薬	証／適応症／重大な副作用
㊶ 補中益気湯 注 ニンジン 4.0 　 カンゾウ 1.5 　 トウキ 3.0	証 虚, 寒〜中等 適 夏瘦せ, 病後の体力増強, 結核症, 食欲不振, 胃下垂, 感冒, 痔, 脱肛, 子宮下垂, 陰萎, 半身不随, 多汗症〔消化機能が衰え, 四肢倦怠感著しい虚弱体質者の諸症〕 副 間質性肺炎, 偽アルドステロン症, ミオパシー, 肝機能障害, 黄疸
㉗ 麻黄湯 注 マオウ 5.0 　 カンゾウ 1.5	証 実, 熱 適 感冒, 関節リウマチ, 喘息, 乳児の鼻閉塞, 哺乳困難, インフルエンザ (初期)〔悪寒, 発熱, 頭痛, 腰痛があり, 自然に汗の出ないものの諸症〕 副 偽アルドステロン症, ミオパシー
㉗ 麻黄附子細辛湯 注 マオウ 4.0 　 ブシ末 1.0	証 虚, 寒 適 感冒, 気管支炎〔悪寒, 微熱, 全身倦怠, 低血圧で頭痛, めまいあり, 四肢に疼痛冷感のあるものの諸症〕 適外 アレルギー性鼻炎 副 肝機能障害, 黄疸
㊺ 麻杏甘石湯 注 セッコウ 10.0 　 カンゾウ 2.0 　 マオウ 4.0	証 実, 熱 適 小児喘息, 気管支喘息〔(コタロー) 咳嗽が激しく, 発作時に頭部に発汗して喘鳴を伴い, のどが渇くものの諸症〕 副 偽アルドステロン症, ミオパシー
㊸ 麻杏薏甘湯 注 マオウ 4.0 　 カンゾウ 2.0	証 中間〜実, 熱 適 関節痛, 神経痛, 筋肉痛 副 偽アルドステロン症, ミオパシー
㉖ 麻子仁丸 注 ダイオウ 4.0	証 虚, 中等 適 便秘
㊱ 木防已湯 注 セッコウ 10.0 　 ニンジン 3.0	証 虚, 熱 適 顔色がさえず, 咳を伴う呼吸困難があり心臓下部に緊張重圧感がある心・腎臓疾患, 浮腫, 心臓性喘息

漢方薬/注意すべき生薬	証/適応症/重大な副作用
❺❷ 薏苡仁湯（よくいにんとう） 注 トウキ 4.0 　カンゾウ 2.0 　マオウ 4.0	証 中間, 中等〜熱 適 関節痛, 筋肉痛 副 偽アルドステロン症, ミオパシー
❺❹ 抑肝散（よくかんさん） 注 センキュウ 3.0 　カンゾウ 1.5 　トウキ 1.5	証 中間, 中等 適 神経症, 不眠症, 小児夜泣き, 小児疳症〔虚弱な体質で神経が高ぶるものの諸症〕適外 せん妄, 認知症の周辺症状 副 間質性肺炎, 偽アルドステロン症, ミオパシー, 肝機能障害, 黄疸
❽❸ 抑肝散加陳皮半夏（よくかんさんかちんぴはんげ） 注 センキュウ 3.0 　カンゾウ 1.5 　トウキ 3.0	証 虚〜中間, 中等 適 神経症, 不眠症, 小児夜泣き, 小児疳症〔虚弱な体質で神経が高ぶるものの諸症〕 副 偽アルドステロン症, ミオパシー
❹❸ 六君子湯（りっくんしとう） 注 ニンジン 4.0 　カンゾウ 1.0	証 虚, 寒 適 胃炎, 胃アトニー, 胃下垂, 消化不良, 食欲不振, 胃痛, 嘔吐〔胃腸の弱いもので, 食欲がなく, みぞおちがつかえ, 疲れやすく, 貧血性で手足が冷えやすいものの諸症〕 副 偽アルドステロン症, ミオパシー, 肝機能障害, 黄疸
❶❶❶ 立効散（りっこうさん） 注 カンゾウ 1.5	証 中間, 中等〜熱 適 抜歯後疼痛, 歯痛 副 偽アルドステロン症, ミオパシー
❼❻ 竜胆瀉肝湯（りゅうたんしゃかんとう） 注 ジオウ 5.0 　カンゾウ 1.0 　トウキ 5.0 　（センキュウ）*	証 実, 熱 適 排尿痛, 残尿感, 尿の濁り, こしけ〔比較的体力があり, 下腹部筋肉が緊張する傾向があるものの諸症〕適外 陰部瘙痒症 副 偽アルドステロン症, ミオパシー, 肝機能障害, 黄疸

＊：ツムラの製品では含まれていないが，コタローの製品では含まれる

漢方薬/注意すべき生薬	証/適応症/重大な副作用
⑲ 苓甘姜味辛夏仁湯 注 カンゾウ 2.0	証 虚，寒 適 気管支炎，気管支喘息，心臓衰弱，腎臓病〔貧血，冷え症で喘鳴を伴う喀痰の多い咳嗽のあるものの諸症〕 適外 アレルギー性鼻炎 副 偽アルドステロン症，ミオパシー
⑱ 苓姜朮甘湯 注 カンゾウ 2.0	証 虚，寒 適 腰痛，腰の冷え，夜尿症〔腰に冷えと痛みがあって，尿量が多いものの諸症〕 副 偽アルドステロン症，ミオパシー
㊴ 苓桂朮甘湯 注 カンゾウ 2.0	証 虚〜中間，中等 適 神経質，ノイローゼ，めまい，動悸，息切れ，頭痛〔めまい，ふらつき，動悸があり尿量減少の諸症〕 副 偽アルドステロン症，ミオパシー
㊇ 六味丸 注 ジオウ 5.0	証 虚，中等 適 排尿困難，頻尿，浮腫，痒み〔疲れやすく尿量減少または多尿で，時に口渇の諸症〕 適外 小児の成長障害
㊆ ヨクイニンエキス	適 青年性扁平疣贅，尋常性疣贅

索 引

■あ
アトピー性皮膚炎　113
アレルギー性鼻炎　23

■い
痛み　96
異病同治　121, 124
イレウス　105
インスリン　46
茵蔯蒿湯　108
茵蔯五苓散　64, 97, 108
インフルエンザ　3

■う
温経湯　59

■え
エキス製剤　136
越婢加朮湯　38, 113
エルプラット　99
エンドキサン　99

■お
オウギ　69
黄耆建中湯　14
オウゴン　79, 101
オウレン　79
黄連解毒湯　6, 54, 78, 113

■か
化学療法　98
過活動性膀胱　45
葛根湯　2, 23
　　——薬理作用　4
葛根湯加川芎辛夷　23

花粉症　26
加味帰脾湯　49, 54
加味逍遙散　49, 54, 59
加齢　70
肝機能障害　109
カンキョウ　11, 76, 97, 105
間質性肺炎　139, 140
関節痛　38
カンゾウ　15, 35, 41, 51, 80, 139
寒熱　127
カンプト　99
感冒　2
漢方薬
　　——成分　138
　　——相互作用　143
　　——副作用　139
　　——服薬期間　138
　　——服薬時間　137
　　——服薬方法　136
緩和ケア　96

■き
偽アルドステロン症　35, 51, 139, 140
　　——発症機序　142
気管支喘息　87
気・血・水　128
帰脾湯　49, 54, 57
急性上気道炎　2
虚実　127

■く
グリチルリチン　139

■け

桂枝加芍薬大黄湯　14
桂枝加芍薬湯　14
桂枝加朮附湯　38, 96
桂枝加竜骨牡蛎湯　49
桂枝湯　2
桂枝茯苓丸　59, 62, 73, 82
月経困難症　59
月経前症候群　51, 59
下痢　14, 97
倦怠感 ☞全身倦怠感

■こ

高血圧　78
香蘇散　2
更年期障害　51, 59
高齢者　144
五積散　33
牛車腎気丸　33, 38, 42, 44, 64, 82, 96, 98, 102
　――鎮痛作用機序　40
呉茱萸湯　28, 31
五淋散　44
五苓散　28, 64, 97

■さ

剤形　145
柴胡加竜骨牡蛎湯　49, 78
柴胡桂枝湯　2, 108
柴胡清肝湯　115
柴苓湯　64
　――利尿作用機序　66
サンショウ　16, 105
酸棗仁湯　54
サンヤク　70

■し

紫雲膏　107
ジオウ　40, 70, 102
四逆散　28
四君子湯　6, 10, 68, 97, 103
脂質異常症　82
四診　130
七物降下湯　78
湿疹　113
痺れ　38
シャクヤク　15
芍薬甘草湯　33
十全大補湯　68, 96, 98, 103, 106
　――シスプラチン毒性軽減機序　100
十味敗毒湯　113, 116
術後の回復　103
潤腸湯　18, 21
証　125
ショウキョウ　11, 105
小建中湯　14, 17, 18, 103
小柴胡湯　2, 109, 139
　――禁忌　112
小青竜湯　23, 26, 87
　――抗アレルギー作用機序　25
小児　137, 144
消風散　115
食欲不振　10, 70
シンイ　24
参耆剤　69
神経痛　38
参蘇飲　91
神秘湯　87
真武湯　14, 44, 68, 71, 73, 96

■す
水毒　67
頭痛　28
ストレス　16, 50

■せ
清暑益気湯　10, 68
清心蓮子飲　44, 47
清肺湯　91
切診　130
舌診　131
センキュウ　24
煎じ薬　135
全身倦怠感　68, 96

■そ
臓腑弁証　58
疎経活血湯　33, 38

■た
ダイオウ　19, 51, 83
大黄甘草湯　18, 97
大建中湯　14, 18, 97, 103
　──腸管運動亢進作用機序　16
大柴胡湯　78, 82, 126
大承気湯　18, 97

■ち
竹筎温胆湯　91
治頭瘡一方　113
中庸　117
調栄活絡湯　37
釣藤散　28, 78, 81
　──作用機序　80
猪苓湯　44
チンピ　11

■と
桃核承気湯　18, 49, 59
当帰飲子　113
当帰四逆加呉茱萸生姜湯　33, 73, 76
当帰芍薬散　59, 64, 67, 73
糖尿病　82
同病異治　121, 124
トポテシン　99

■な
夏バテ　10, 69

■に
乳児　136
女神散　59
ニンジン　69
人参湯　10, 13, 14, 68, 73, 97
人参養栄湯　91
妊婦への投薬　143

■は
排尿障害　44
麦門冬湯　91, 94
八味地黄丸　33, 36, 38, 44, 64, 68, 78, 82, 96, 124
パニック障害　51
ハンゲ　11
半夏瀉心湯　6, 98, 101
　──作用機序　100
半夏白朮天麻湯　6, 28

■ひ
冷え症　73
肥満　82
白虎加人参湯　82, 113

索 引

■ふ
不安神経症　49
副作用に注意の必要な生薬　141
腹証　133
腹診　131, 134
腹痛　14
ブシ　40, 43, 76, 96, 102, 137
浮腫　64, 97
婦人科三大処方　60
不眠　54
ブリプラチン　99
聞診　130

■へ
変形性膝関節症　41
片頭痛　29
便秘　18, 97

■ほ
防已黄耆湯　38, 64, 82
膀胱炎　46
放射線療法　98
ボウショウ　19
望診　130
防風通聖散　82, 85
保険適用　126
補中益気湯　2, 10, 68, 98, 103, 108, 111
ボレイ　79

■ま
マオウ　24, 83, 88, 137
麻黄湯　2, 5
麻黄附子細辛湯　2, 23
麻杏甘石湯　2, 87, 89
麻子仁丸　18

慢性胃炎　6
慢性肝炎　108
慢性閉塞性肺疾患（COPD）　92

■み
未病　37
脈診　131

■め
メタボリック症候群　86
めまい　29

■も
問診　130

■よ
幼児　137
腰痛　33
抑肝散　49, 52, 54

■ら
ランダ　99

■り
利水薬　30, 65
六君子湯　6, 9, 10, 68
　　──消化管運動改善作用　8
利尿薬　30, 65
リュウコツ　79
竜胆瀉肝湯　44
苓甘姜味辛夏仁湯　23, 87

■ろ
六病位　127

著者略歴

渡辺 賢治（わたなべ けんじ）

修琴堂大塚医院院長／横浜薬科大学学長補佐

1984年	慶應義塾大学医学部卒業
同年	慶應義塾大学医学部内科学教室
1990年	東海大学医学部免疫学教室助手
1991年	米国スタンフォード大学遺伝学教室
1995年	北里研究所東洋医学総合研究所
2001年	慶應義塾大学医学部東洋医学講座 助教授
2008年	慶應義塾大学医学部漢方医学センター（改称）准教授
2013年	慶應義塾大学環境情報学部教授／医学部兼担教授
2019年	修琴堂大塚医院院長／慶應義塾大学医学部客員教授
2023年	修琴堂大塚医院院長／横浜薬科大学学長補佐

現在に至る．

【学会活動】
日本東洋医学会・専門医，日本内科学会・総合内科専門医，米国内科学会上級会員，日本臨床漢方医会副理事長

【公的活動】
漢方産業化推進研究会代表理事，神奈川県顧問・奈良県顧問

【国際活動】
WHO ICD医科学委員，WHO国際伝統医学分類作成委員会共同議長，International Society for Complementary Medicine Research 理事，国際誌編集委員（Evidence Based Complementary and Alternative Medicine, Journal of Alternative and Complementary Medicine, Complementary Therapies in Medicine）

マトリックスでわかる！
漢方薬 使い分けの極意

2013年 4月10日　第1刷発行
2023年 7月20日　第5刷発行

著　者　渡辺賢治
発行者　小立健太
発行所　株式会社 南江堂
〒113-8410 東京都文京区本郷三丁目42番6号
☎(出版)03-3811-7198（営業)03-3811-7239
ホームページ https://www.nankodo.co.jp/
　　　　　　　　　印刷 真興社／製本 ブックアート
© Nankodo Co., Ltd., 2015

Printed and Bound in Japan
ISBN978-4-524-26434-6

定価は表紙に表示してあります．
落丁・乱丁の場合はお取り替えいたします．
ご意見・お問い合わせはホームページまでお寄せください．

本書の無断複製を禁じます．
JCOPY〈出版者著作権管理機構 委託出版物〉
本書の無断複製は，著作権法上での例外を除き禁じられています．複製される場合は，そのつど事前に，出版者著作権管理機構（電話 03-5244-5088，FAX 03-5244-5089，e-mail: info@jcopy.or.jp）の許諾を得てください．

本書の複製（複写，スキャン，デジタルデータ化等）を無許諾で行う行為は，著作権法上での限られた例外（「私的使用のための複製」等）を除き禁じられています．大学，病院，企業等の内部において，業務上使用する目的で上記の行為を行うことは私的使用には該当せず違法です．また私的使用であっても，代行業者等の第三者に依頼して上記の行為を行うことは違法です．